Sarah Kufner
Nadine Scholz-Schwärzler

Ergotherapeutisches Coaching in der Pädiatrie

Ein Arbeits- und Prozessbuch für Reflektierende PraktikerInnen

Sarah Kufner / Nadine Scholz-Schwärzler

Ergotherapeutisches Coaching in der Pädiatrie

Ein Arbeits- und Prozessbuch
für Reflektierende PraktikerInnen

DEVELOPMENT

verlag modernes lernen

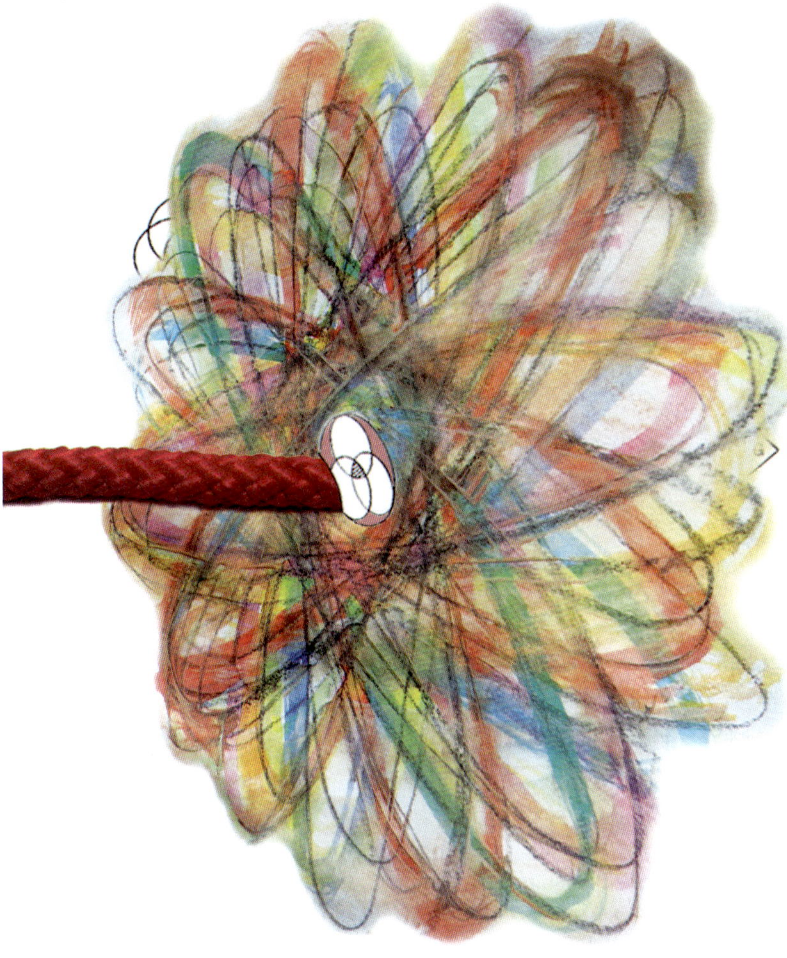

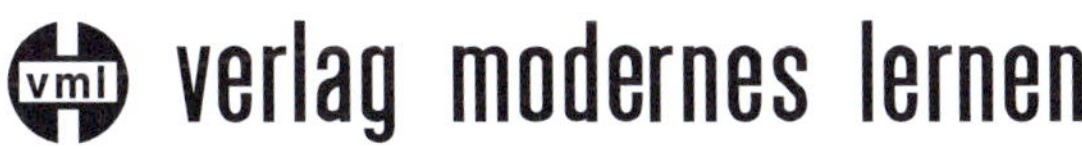

Unser Buchprogramm im Internet
www.verlag-modernes-lernen.de

Externe Links
Der Verlag weist ausdrücklich darauf hin, dass eventuell im Text enthaltene externe Links vom Verlag nur bis zum Zeitpunkt der Buchveröffentlichung eingesehen werden konnten. Auf spätere Veränderungen hat der Verlag keinerlei Einfluss. Eine Haftung des Verlages ist daher ausgeschlossen.

Der Türhänger von Seite 192 steht Ihnen als Download zur Verfügung unter:
https://www.verlag-modernes-lernen.de/permalink/v1293

Veröffentlicht in der Edition:
verlag modernes lernen Borgmann GmbH & Co. KG
Schleefstraße 14 · D-44287 Dortmund

Gesamtherstellung in Deutschland: Löer Druck GmbH, Dortmund

Bestell-Nr. 1293 ISBN 978-3-8080-0836-2

Inhalt

Einleitende Worte und Bilder 7

Reflexion und Lernen 9

Einführung 17
› Ein paar Gedanken zu Beziehung und Beziehungsgestaltung 17
› Gedanken zum Leben 18
› Betätigung, Lebensphasen und Bezugsebenen 19
› Da Sein 21
› Kindsein und Bedeutung in Betätigungsdimensionen 26

Ergotherapeutisches Coaching in der Pädiatrie 28
› Das Model of Coaching for Enablement in Occupational Therapy von Wendy Pentland, 2010 30
› Das Occupational Performance Coaching von Graham, Rodger, & Ziviani, 2009 39
› Die drei Enabling Domains 40
Emotionale Unterstützung 40
Informationsaustausch 44
Strukturierter Prozess 48
› Das Canadian Model of Client-Centred Enablement (CMCE) nach Townsend, Polatajko, Craik & Davis (2007) 53
› Coaching und das Model of Human Occupation / Modell der Menschlichen Betätigung (Kielhofner, 2008; Taylor et al. 2017) 57
› Überblick 60
› Coachingbegriff in der Ergotherapie 62

Die Betätigungsdimensionen im ergotherapeutischen Coaching 66
› Doing, Being, Becoming und Belonging 71
› Ziele und Zielebenen 74
› Zielsetzung im ergotherapeutischen Coaching mit Familien 76
› Zielfindung im Coachingprozess mit dem Occupational Performance Coaching (OPC) 86
› „Autonomie – Soziale Eingebundenheit – Kompetenz“ in Prozess und Zielsetzung 95

Coaching, Veränderung und Lernen 102

Coaching und Transformationales Lernen 104

Coaching und Empowerment 109
› Coaching und die Stufen der Partizipation 111
› Leitfragen zur Partizipationsstufe Entscheidungsmacht als Beispiel für die Pädiatrie 112
› Sechs Dimensionen der Occupational Participation 113

Veränderung und Wandel im ergotherapeutischen pädiatrischen Coaching 115
› client engagement ... einbezogen sein im Therapieprozess 118
› Reframing 123

Being 135
› Ergotherapeutisches Coaching und der Prozess der Selbstaktualisierung 140
› Coaching und Use of Self 145
› Ergotherapeutisches Coaching und Rollen 151
› Coaching und Narration 157

Becoming 169
› Ergotherapeutisches Coaching als Methode, Haltung und Präsenz 172
› Coachingziele, Kontext und Becoming 174
› Die Kraft der Zukunft vergegenwärtigen 180

Belonging 184

Quellenverzeichnis 195

Abbildungs- und Tabellenverzeichnis 201

Einleitende Worte und Bilder

Dieses Buch ist geschrieben und gestaltet für Ergotherapeutinnen und Ergotherapeuten,

die ...

- mit Kindern und deren Familien unter Einbezug einer lebensgeschichtlichen Perspektive arbeiten
- mit Familien und der Bedeutung familiärer (System-)Dynamik auf Wachstum und gemeinsame Entwicklungswege hin arbeiten
- Familie auch als „alle möglichen Formen des Zusammenlebens, in denen sich die jeweiligen Personen aufeinander beziehen" (Melzer, 2004, S. 149) denken

die ...

- ihr persönliches wie berufliches Handeln reflektieren und dies als wesentlichen Aspekt ihrer Arbeit verstehen oder verstehen möchten
- sich dem Begriff Coaching aus ergotherapeutischer Perspektive annähern möchten
- Coaching als Haltung, Methode und Präsenz kennenlernen möchten
- Coaching für sich kontextuell verorten möchten
- Freude an Veränderung und Wandel haben und die die dadurch neu zur Verfügung stehende Energie für Gesundheit, Teilhabe und Lebenszufriedenheit aller Menschen, die ihnen begegnen, nutzen möchten

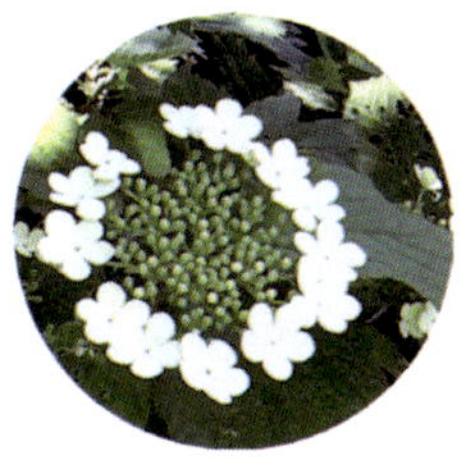

„Wie fruchtbar ist der kleinste Kreis, wenn man ihn wohl zu pflegen weiß."

(Johann Wolfgang von Goethe)

Dieses Buch ist geschrieben und gestaltet von zwei Ergotherapeutinnen, die selber auch Mütter sind und Familie leben. Wir verstehen Coaching in der Pädiatrie als Methode, Haltung und Präsenz gleichermaßen und alles zugleich als Prozesse.

Im Zusammensein mit anderen Menschen, sei es im Kontext einer therapeutischen Intervention, wie auch in unseren anderen alltäglichen Lebenswelten, üben wir uns im Bewusstsein, selber immer Lernende und Lehrende zugleich zu sein. Als ErgotherapeutInnen leitet uns das Anliegen, Familien ganzheitlich zu verstehen und zu begleiten und gleichermaßen von Familien als Prozessbegleiter verstanden zu werden, der in Familien gesundheitsfördernde Impulse setzen, Handlungsfähigkeit (re-)aktivieren und unbekannte Potenziale bewusst und nutzbar machen kann.

Dieses Buch bietet durch Forschungsverweise, konzeptionelle Modelle, Praxisbeispiele, Bilder und Zeichnungen vielfältige Ansatzpunkte, um „Resonanzräume" bewusst zu machen und offenzuhalten, in denen die LeserIn sich eigene Zugänge zu der inhaltlichen und persönlichen Auseinandersetzung mit dem Thema „Ergotherapeutisches Coaching in der Pädiatrie" schaffen und diese weiterentwickeln kann.

Dieses Buch ist keine Forschungsarbeit, jedoch sind Theorien und Modelle mit Bedacht gewählt und nach bestem Wissen und Gewissen in unser praktisches Tun bei dieser Buchgestaltung mit eingeflossen. Es soll v. a. Lust machen, damit zu arbeiten. Lernen, Üben, Reflektieren, Integrieren neuen Wissens kann direkt in und mit dem Buch erfolgen.

Es ist ein Angebot, den eigenen „roten Faden" im beruflichen Sein und Handeln innerhalb des pädiatrischen Arbeitsfeldes zu finden, aufzunehmen oder weiterzuverfolgen. Aus eigener Erfahrung braucht es Zeit, Übung und vor allem Neugier und Lust am Entdecken. Ein „sich auf den Weg machen" ...

Wir wünschen viel Freude beim Entdecken mit diesem „Reisebegleiter"!

Sarah Kufner & Nadine Scholz-Schwärzler

> ***„... und jedem Anfang wohnt ein Zauber inne, der uns beschützt und der uns hilft, zu leben ..."***
>
> *(Hermann Hesse, Stufen)*

Reflexion und Lernen

„Reflection is the act of thinking and doing through which the occupational therapists becomes more skillful.“

(Schön, 1983 in Townsend et al., 2007, S. 245)

Reflexion verstehen wir als einen wesentlichen Aspekt unserer Arbeit mit Kindern und Familien, denn „Reflexion führt uns auf ein höheres Niveau der Beziehung und lässt uns die ohnehin gegebenen Unterschiede nützen“ (Rosenkranz, 1994, S. 112). Um Reflexions- und Lernprozesse zu strukturieren und zu leiten gibt es unzählige Modelle. Einige der bekanntesten sind hier als Angebot hinterlegt, um mit ihnen Interventionen aus dem eigenen Arbeitsalltag zu reflektieren. Eigene Annahmen und Sichtweisen können hinterfragt und Lernerträge vertieft werden.

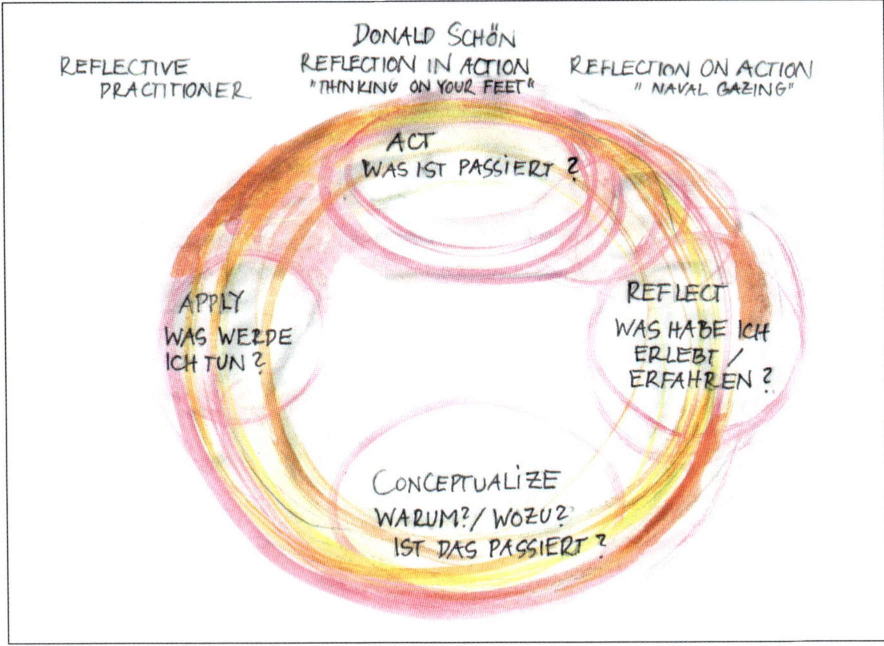

Abbildung 1: Reflective Practitioner nach Donald Schön (in eigener Interpretation)

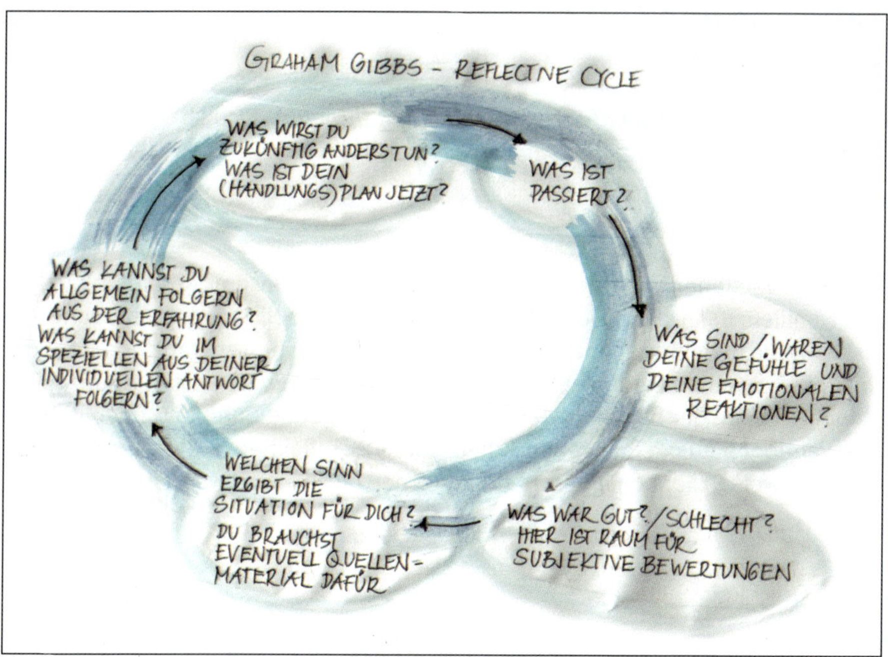

Abbildung 2: Reflective Cycle nach Graham Gibbs (in eigener Interpretation)

„Professional reasoning and reflection encourages the therapist to be self-questioning, to challenge accepted beliefs and practice, and take on new beliefs that may lead to more informed practices.“ (Schell & Schell, 2017, S. 356)

Für reflektierende PraktikerInnen gilt das Primat der Praxis:
Lernen basiert auf der Praxis und der Verbindung zu den Problemen der realen Welt (vgl. Kolb 1984 in Scharmer, 2009, S. 223). Scharmer bietet uns an, folgende Formen der Praxis zu unterscheiden:

- die professionelle Praxis mit dem Ziel der gelungenen Umsetzung
- die persönliche Praxis, d. h. Selbstführung, das Finden des eigenen Weges und
- die relationale Praxis, d. h. die Verbesserung der Qualität des Denkens, des gemeinsamen Sprechens und Handelns (ebd. 2009, S. 223).

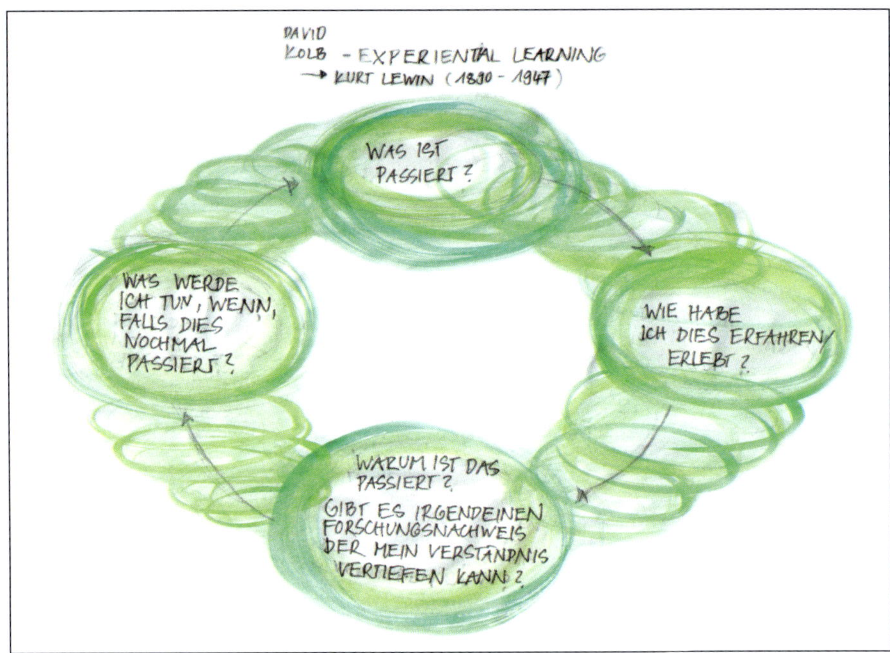

Abbildung 3: Experiential Learning (in eigener Interpretation nach Kolb, 1984)

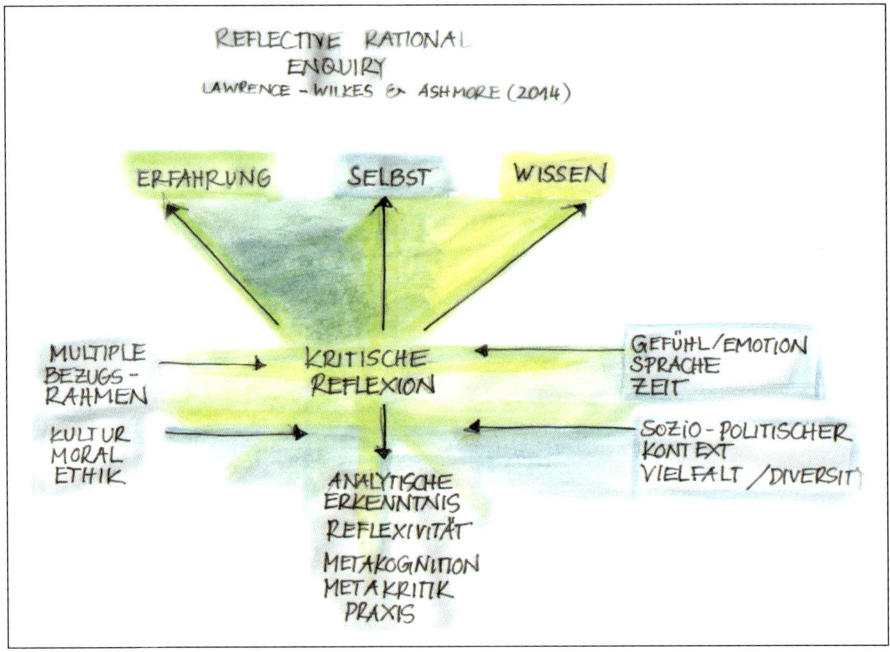

Abbildung 4: Reflective Rational Enquiry (eigene Interpretation nach Lawrence-Wilkes & Ashmore, 2014)

Jetzt mal angenommen ...

wir würden ...

bei jedem Kind und jeder Familie, mit denen wir die gemeinsame Arbeit beginnen ...

... das Wunder der Geburt ...

... die Wandlung in neue Lebenssysteme und noch zu erfüllende Lebensrollen

... die Nähe zum Staunen, wenn wir Eltern-Sein üben und zugleich uns selbst und wachsendes Leben neu kennenlernen dürfen

... uns einlassen in den Moment

... uns dem Nichtwissen überlassen

... loslassen

... nur Da-Sein

... dem Vertrauen was ist

... was sein kann

... was jetzt ist und im Werden

... schon da ...

wie wäre sie dann, unsere Arbeit
mit dem Kind
mit den Eltern
mit der Familie?

„Loslassen ist paradoxerweise die Voraussetzung für die Aufnahme von Neuem."

(Rosenkranz, 1994, S. 109)

„Es steht der Mensch in einem doppelten Auftrag:
die Welt zu gestalten im Werk
und zu reifen auf dem inneren Weg.“

(Karlfried Graf Dürckheim, 1896–1988)

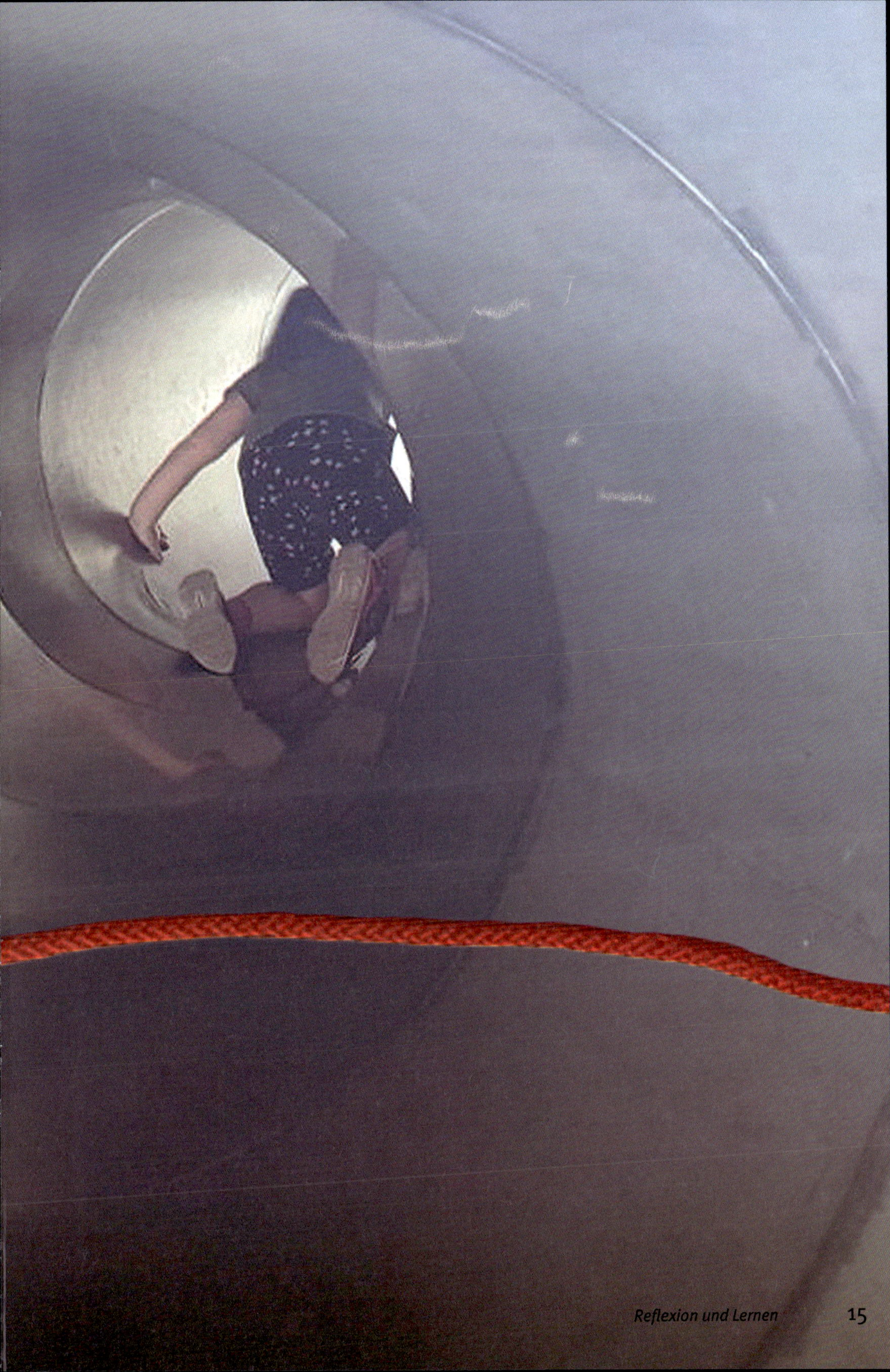

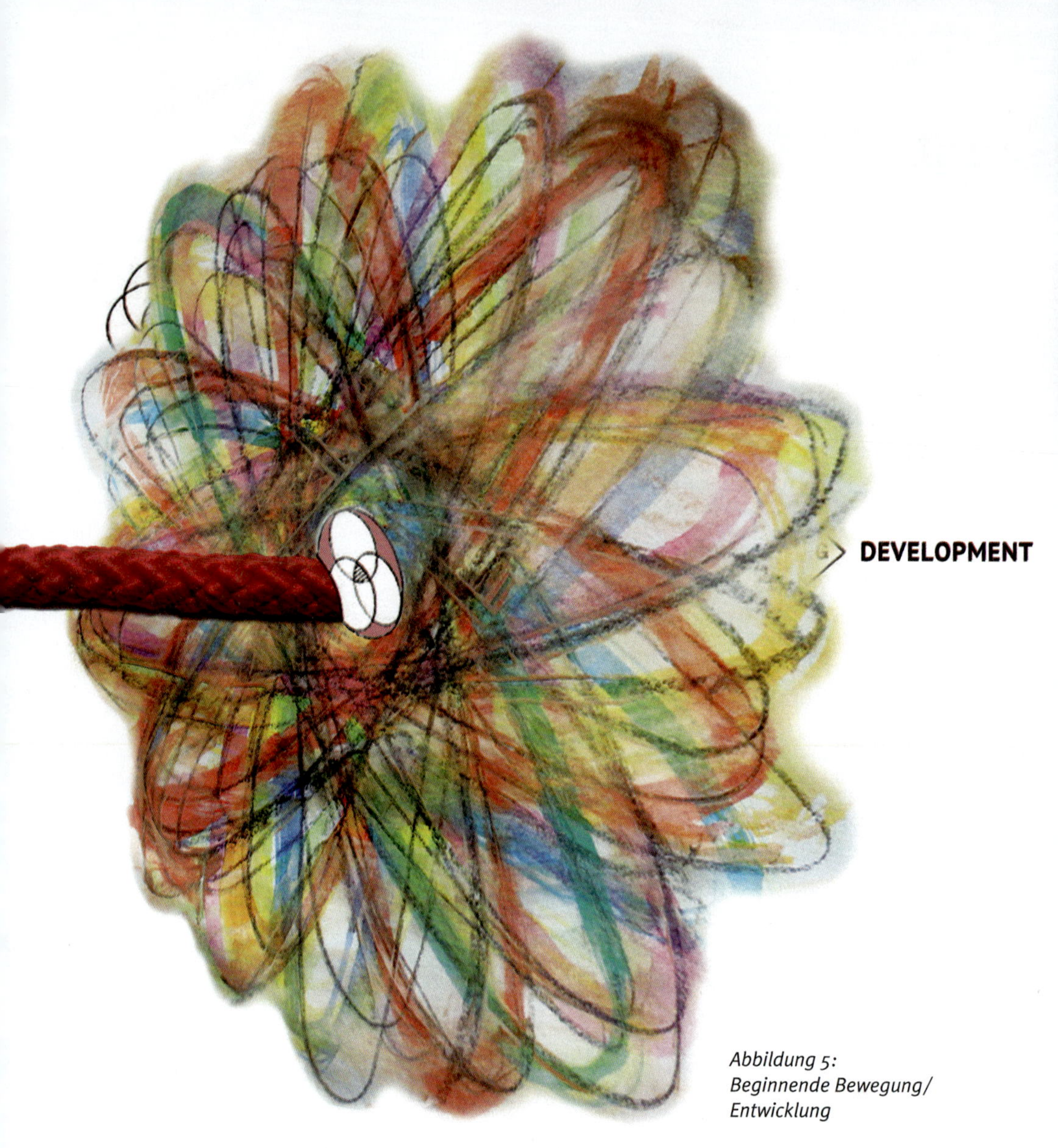

Abbildung 5: Beginnende Bewegung/ Entwicklung

„Life is a process. We are process. Everything that has happened in our lives [...] is an integral part of our becoming.“

(Wilson Schaef, 1990)

Einführung

Ein paar Gedanken zu Beziehung und Beziehungsgestaltung

Selten kommen Kinder alleine zu uns in den ergotherapeutischen Kontext. Meist werden sie begleitet – von einem oder beiden Elternteil(en), von Geschwistern oder Großeltern. Manchmal auch von Freunden oder anderen, ihnen nahestehenden Menschen, die bedeutsam für ihr Leben sind. Auch die ErgotherapeutInnen, die diese Kinder und deren wichtige Bezugspersonen in ihrem Setting willkommen heißen, haben ihre Geschichte, ihre Erfahrungen und ihre therapeutische Identität die sie mit in diesen Kontext bringen.

Mit dem ersten Aufeinandertreffen im Rahmen einer ergotherapeutischen Intervention beginnt auch die gemeinsame Narration. Die gemeinsame ergotherapeutische Geschichte gestaltet sich in und durch gemeinsame(r) Beziehung. Dabei meint Beziehung den „Prozess, in dem ein angenehmes, entspanntes Verhältnis von gegenseitigem Vertrauen und Respekt zwischen ErgotherapeutIn und Klient aufgebaut und gepflegt wird" (Mosey, 1981, S. 96 in Fisher, 2017).

Jede Beziehung entwickelt eine ganz individuelle Qualität, die aus der Interaktion zwischen ErgotherapeutIn, Kind und Eltern entsteht. Und zugleich daraus, wie sich sowohl die ErgotherapeutIn als auch das Kind / die Eltern und andere bedeutsame Bezugspersonen durch diese Beziehung auf den Interventionsprozess zum jeweiligen Zeitpunkt einlassen und einlassen können. Dies spiegelt sich auch in Taylors Ausführungen zum Modell der intentionalen Beziehungsgestaltung (2008) wider. Taylor stellt fest, dass es keine pauschale therapeutische Haltung per se ist, die ErgotherapeutInnen einnehmen, um mit dem Gegenüber in Beziehung zu sein und diese zu gestalten. Es sei vielmehr ein flexibler Einsatz des Therapeutic-use-of-self durch und mit verschiedenen Stilen (z. B. beratend oder problemlösend) anzustreben, um die ergotherapeutische Beziehung individuell zu gestalten und zu leben. Laut Price erfordert der Aufbau einer starken therapeutischen Beziehung, „dass sich zwei Menschen gegenseitig verstehen, sich vertrauen und respektieren und ein gemeinsames Verständnis dafür aufbringen, was der therapeutische Prozess für das Leben und die Zukunft des Klienten bedeutet" (Price, 2008, S. 329).

Dieses Zitat von Price verweist auf die Relevanz der Qualität der Beziehung und die Spanne dessen, was innerhalb der ergotherapeutischen Intervention möglich ist und werden kann. Die Qualität der Beziehung kann für alle am therapeutischen Prozess Beteiligten Energien freisetzen, die für weiteres gesundheitsförderliches Denken und Handeln nutzbar werden.

Gedanken zum Leben

Leben beginnt im Eingebunden-Sein. Bei Entbindung vom Leib der Mutter wird das neugeborene Kind zugleich eingebunden in eine neue Atmosphäre und neue Lebenswelt mit vielschichtigen Dimensionen und Ebenen: Familie.

Ein neugeborenes Kind erfährt zunächst Bedeutung und Zweck in bewussten und unbewussten Zuschreibungen seiner Eltern, Familie und Umwelt. Verwoben im gegenseitigen Lernen von Aktionen und Reaktionen, generiert und gehalten durch den Kontext.

Eingebunden-Sein aus ergotherapeutischer Perspektive entsteht laut Anne G. Fisher (2009; 2017, S. 26) durch ein Gefühl von Bedeutung oder Zweck, entstanden oder erfahren durch das Tun. Fisher nimmt an, dass dieses Eingebundensein beim Einzelnen in und durch einen/m Prozess entsteht, wenn sich ein Individuum aktiv in und mit seiner Umwelt auseinandersetzt.

Interessant vor diesem Hintergrund ist, aus welchem Grund heraus ein Kind tätig wird. Der Zweck gehört sowohl zum Ziel des Menschen, als auch zum Grund für das Tun. Ein Gefühl für den Zweck hilft, so Fisher, die Betätigungsperformanz zu ordnen (Trombly, 1995 a). Zweck kann also sowohl aus der Bedeutung entstehen, als auch umgekehrt und ein Handeln kann zudem beides – sowohl Bedeutung als auch Zweck sein (vgl. Fisher, 2017, S. 26).

Wir ErgotherapeutInnen fragen Kinder und ihre Familien nach Bedeutsamkeit, nach dem Eingebunden-Sein in Zeit, Raum und Rollen. Die Bedeutung wird dabei, laut Fisher (2009; 2017), sowohl mit dem individuellen Stellenwert einer Aufgabe als auch mit den Erfahrungen, die z. B. ein Kind, eine Mutter, ein Vater mit der Ausführung dieser Aufgabe hat, assoziiert.

Bedeutung ist demnach mehrdimensional organisiert „gebunden, verflochten" im menschlichen Sein und Handeln, und ist somit auch vielfältig zugänglich.

In der ergotherapeutischen Praxis kann durch die gemeinsame Vorgehensweise mit dem Kind, den Eltern und/oder nahen Bezugspersonen Bedeutung im alltäglichen Tun erkannt und benannt werden. Durch den Einsatz spezifischer Strategien und unseres Selbst (Therapeutic Use of Self, Taylor et al., 2008) kann eine Beziehungsgestaltung tragend sein und die Betätigungsentwicklung und -adaption gemeinsam positiv und potenzial-, wie auch ressourcenorientiert begleitet werden.

Betätigung, Lebensphasen und Bezugsebenen

In der Arbeit mit Kindern, ihren Familien und weiteren bedeutsamen Bezugspersonen arbeiten wir zeitgleich mit Menschen in unterschiedlichen Lebensphasen. Diese sind in komplex-dynamischen Systemen aufeinander bezogen und stehen miteinander in Resonanzbeziehungen.

Entwicklung und Enwicklungsaufgaben in Lebensphasen sind ebenso mehrdimensional wie das Konstrukt der Betätigungsentwicklung.

Unter Betätigungsentwicklung verstehen Davis & Polatajko (2006, 2009) einen „systematischen Veränderungsprozess des Betätigungsverhaltens im Lauf der Zeit, der von der Interaktion zwischen Person, Umwelt und Betätigung herrührt und zwar auf der Ebene der Betätigung, der Ebene einzelner Menschen und der Ebene der Spezies.“.

Betätigung umfasst laut Fisher (2017) die Aktion des Belegens oder Besetzens, in Besitz-Nehmens von Raum, Zeit und Rollen (occupying space, time and roles). In der Arbeit mit Kindern, ihren Familien und Bezugspersonen arbeiten wir mit Menschen in unterschiedlichen Phasen ihres Lebens und zugleich auf unterschiedlichen Ebenen ihrer Betätigungsentwicklung. Laut Davis & Polatajko (2006) werden drei Ebenen der Betätigungsentwicklung unterschieden:

- die Ebene der Betätigung (Mikro-Ebene)
- die Ebene des einzelnen Menschen (Meso-Ebene)
- die Ebene der ganzen Menschheit (Makro-Ebene)

Die Betätigungsentwicklung auf der Mikro-Ebene beinhaltet die Entwicklung von einzelnen Betätigungsfähigkeiten, denn jede Betätigung muss gelernt werden – von den Anfängen bis zur Erfahrung und der fortgeschrittenen Erfahrung in jedem Alter.

Jeder Mensch entwickelt darüber hinaus ein Betätigungsrepertoire, das sich im Laufe des Lebens verändert – das mit der Geburt beginnt und endet, wenn man stirbt, ohne an eine bestimmte Anzahl von Betätigungen gebunden zu sein (Davis & Polatajko, 2006).

Die Betätigungsentwicklung auf der Ebene der Menschheit beschreibt, dass sich Betätigungen in Anzahl oder Art im Laufe der Evolution verändern und diese Veränderung weiter andauert. Das Konzept der Betätigungsentwicklung kann, unserer Meinung nach, im ergotherapeutischen Coaching mit Kindern und ihren Familien Reasoningprozesse unterstützen, die an der lebensgeschichtlichen Perspektive ansetzen und diese fokussiert gewichten.

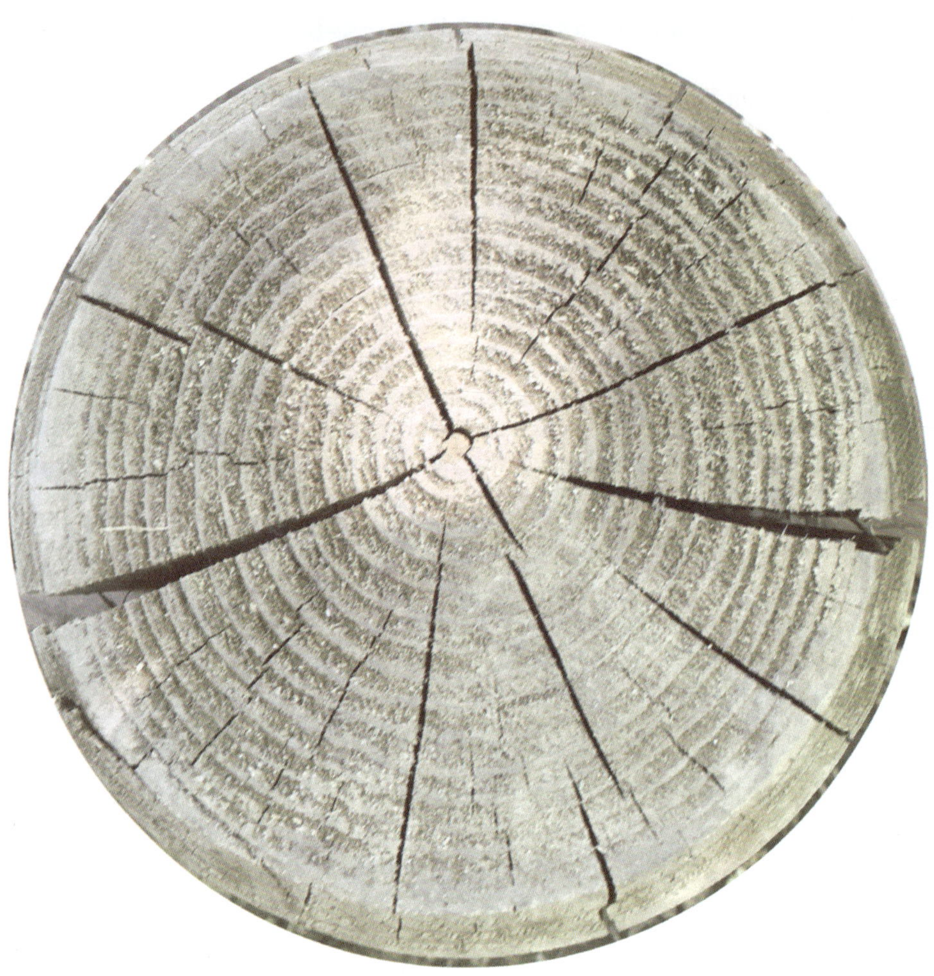

Abbildung 6: Lebensbaumlängsschnitt

„Am Baum des Lebens wachsen viele Augenblicke. Jeder einzelne davon ist kostbar.“

(© byLis)

Da Sein

In der Arbeit mit Kindern stellen wir uns fortlaufend Fragen (Professional Reasoning). Was ist für dieses Kind möglich? Worin liegen seine Fähigkeiten und Potenziale?
Was ist für seine Umwelt und in seiner Umwelt von Bedeutung? Welche Ressourcen und Hindernisse beeinflussen die Möglichkeiten dieses Kindes sich zu entwickeln, sein Potenzial zu entfalten, zu handeln und aktiv sein Leben zu gestalten? Was ist das für ein Kind?

Die Lebensumwelt und die Lebensumstände des Kindes sind bedeutsam für die Entfaltung seiner Fähigkeiten und das Wählen eines selbstbestimmten Lebens (vgl. Graf et al., 2013, S. 22). So kann es für ein Kind auch erst einmal um Stärkung und um positive Erfahrungen gehen. Innerhalb des ergotherapeutischen Settings findet es in Bezug auf seine *Occupational Adaption* (Kielhofner, 2008) Unterstützung, was sich auch in einer ausgeglichenen Betätigungsbalance zeigen kann (Costa, 2013). Die Betätigungsgerechtigkeit kann in unserer westlichen Gesellschaft unterschiedliche Dimensionen annehmen, die an den Betätigungsdimensionen (Hammell, 2004, 2009; Wilcock, 1999, 2007; Hocking) sichtbar gemacht werden können.

Laut Costa bezieht sich die Begrifflichkeit Betätigungsgerechtigkeit *„insgesamt darauf, dass das was Menschen tun, in welchem Ausmaß, wann, wo und wie sie es tun, mit ihren eigenen Bedürfnissen und Fähigkeiten übereinstimmt, und sie an ihren Lebensumwelten aktiv und selbstbestimmt teilhaben können“* (vgl. Costa, 2013, S. 260).

Die Betätigungsdimensionen Doing, Being, Becoming, Belonging können als „Ausrichtung an Erleben und Verstehen von Handlungs- und Partizipationsmöglichkeiten im Lebenslauf“ (vgl. Graf et al., 2013, S. 247) definiert werden: Sein vor dem Handeln; Sein / Werden durch Handeln.

So wäre es für viele Kinder in unserer westlichen Welt wünschenswert, ihnen im Sinne einer Betätigungsgerechtigkeit das Recht auf „Nichtstun“ einzuräumen. Einfach da sein; „Sein vor dem Handeln“, sich „einfinden“ dürfen in der Welt.

Abbildung 7: Sein im Augenblick

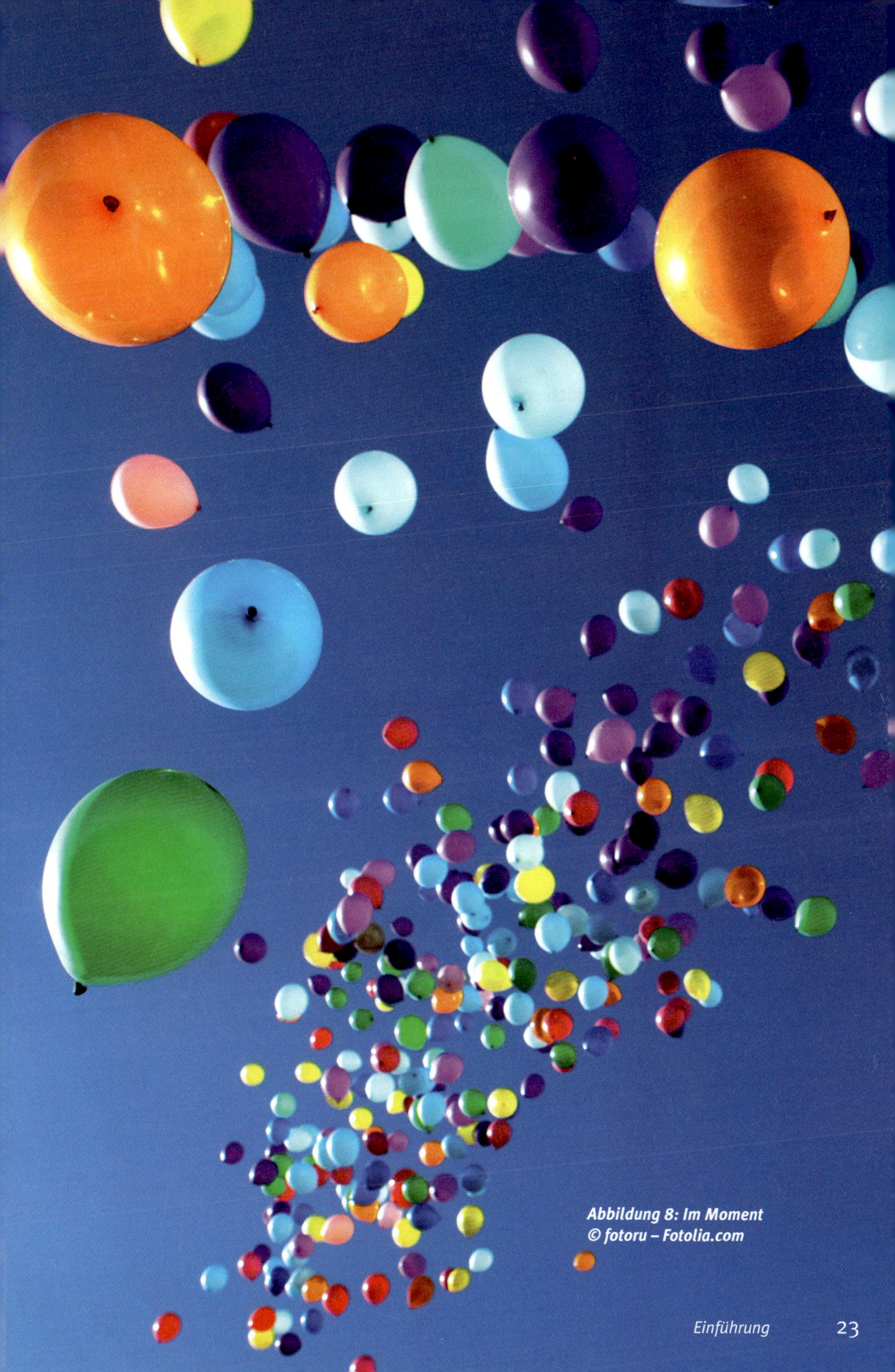

Abbildung 8: Im Moment
© fotoru – Fotolia.com

Raum und Zeit für Reflexion

Nimm dir einen Moment Zeit, bevor du dich mit den Fragen beschäftigst. Nimm deinen Körper bewusst wahr. Wo bist du gerade im Innen wie im Außen? Lass deinen Atem fließen.

Wenn du soweit bist ...

1. Was bedeutet für mich persönlich „Kindheit“?

2. Wie beziehe ich mich auf Kinder im Rahmen meiner Arbeit?

3. Was nehme ich als bedeutsam in meiner Beziehung zu Kindern wahr?

4. Was bedeutet für mich „Familie"?

5. Wie beziehe ich mich auf „Familie" im Rahmen meiner Arbeit?

6. Was nehme ich als bedeutsam in der Beziehung zu Familien wahr?

„Eltern haben sowohl Führungs- als auch Erziehungs- und Trainingsfunktionen zu verbinden. Damit haben sie, meist bei geringer Vorbereitung, eine sehr schwierige Aufgabe zu bewältigen."

(Rosenkranz, 1994, S. 103)

Kindsein und Bedeutung in Betätigungsdimensionen

„Letztlich ist es irrelevant, ob etwas angeboren, anerzogen oder angeeignet ist. Wichtig ist, genau hinzusehen, wer ist dieses Kind? Und wie können wir es in seinen individuellen Interessen und Fähigkeiten fördern?" (Focks in Bleuel, 2016, S. 28) Im Jetzt, zugleich mit dem Fokus auf Zukünftigem, wo das Kind Erlerntes anwendet. Den Unterschied für und mit Eltern macht aus, *wie* diese ihr Kind begleiten und begleiten können.

Inwieweit Eltern die jeweils individuelle und dann die gemeinsame Geschichte als Paar, dann in der Erweiterung zur Familie nutzen können. Inwieweit Eltern ihre Ressourcen, die durch Herausforderungen, erlebte und bewältigte Krisen gewachsen sind, wahrnehmen, wertschätzen und im Jetzt nutzen können, um die Qualität des Miteinander- und Familieseins bewusst zu verändern.

> ***„Der gemeinsame Zielaspekt: Individuen und Teams (Familien) lernen verantwortlich das zu tun, was sie angeht, überwinden Symbiosen und nützen immer mehr von ihrem Potenzial."***
>
> *(Rosenkranz, 1994, S. 103)*

In ergotherapeutischen Modellen werden Lebensbereiche menschlicher Betätigung konzeptualisiert. So z. B. im Canadian Model of Occupational Performance and Engagement – CMOP-E (Townsend & Polatajko, 2013) auf Betätigungsebene in Bereichen wie Selbstversorgung, Produktivität und Freizeit, oder im Model of Human Occupation (Kielhofner, 2008; Taylor et al., 2017), das über modellbasierte Assessmentverfahren zudem auch den Bereich Erholung abfragt und erfasst. Je nach Entstehungszeit der Konzepte und je nachdem ob Konzepte weiterentwickelt werden, haben diese selber mehr oder weniger statischen oder dynamischen Charakter.

Eine Zuordnung der kindlichen Betätigungen zu den einzelnen Konzeptkategorien ist oftmals nicht so einfach möglich, da bei Zuordnungen auch relevante Informationen verlorengehen, die jedoch bedeutsam für die gewünschten Veränderungen sind oder sein können und der Aspekt der Bedeutung in der kindlichen Entwicklung selber erst im Entstehen ist.

Im Jahr 2004 beschrieb die kanadische Ergotherapeutin Dr. Hammell, dass „für Haustiere sorgen" eine Betätigung mit Bedeutungsgehalt sei, die jedoch nicht eindeutig den bestehenden Kategorien, wie z. B. Produktivität oder Freizeit zuzuordnen ist (Hammell, 2004). Auch würde dem Aspekt der Teilhabe in und an Betätigungen wenig Bedeutung zugesprochen (Hammell, 2009).

Bedeutungsvolle Betätigung wird sowohl als ein angeborenes Grundbedürfnis des Menschen verstanden, als auch als Mittel und Medium genutzt, um gesund zu sein, zu bleiben und/oder zu werden. Die Möglichkeit, diese Dynamik im lebenszeitlichen und individuell lebensgeschichtlichen Bezug genauer zu untersuchen, ermöglichten u. a. Wilcock (1999) und Hammell (2004, 2009) durch die konzeptionelle Einführung sogenannter Betätigungsdimensionen bedeutungsvollen Handelns: **Being, Doing, Becoming** (Wilcock, 1999) und **Belonging** (Hammell, 2004, 2009).

Die Dimension **Doing** kann verstanden werden als ein Referenzpunkt des Betätigungskonzeptes, der absichtsvolle und zielgerichtete Betätigungen beschreibt (Hammell, 2004), die die jeweils erforderlichen physischen und kognitiven Fähigkeiten erhalten, die wir brauchen, um uns selbst in, mit und durch unsere(r) Lebenswelt zu erhalten und diese mitzugestalten.

Zu **Being** zählen Betätigungen, in denen Menschen „sind“. Menschen denken über sich nach, reflektieren sich in ihrer Umwelt und entdecken eventuell neue Anteile/Aspekte über sich und ihr Selbst (Hammell, 2004).

Gedanken an und das Umsetzen neue(r) Pläne sowie das Leben neuer „Muster“ entsprechen der Dimension **Becoming**, die das eigentliche Potenzial verdeutlicht und für Wachstum und Selbstverwirklichung steht (Wilcock, 1999).

Die Dimension **Belonging** wird als Bindeglied zwischen Tun und Weiterentwicklung vorgestellt und zeigt die Bedeutung des sozialen Eingebundenseins und die Verbundenheit eines Menschen mit seiner Umgebung auf. Ein Mensch erlebt Freude am Tun und gibt wie auch findet Bedeutung in Betätigungen (Hammel, 2004).

Die Forschung zu und kritische Analyse der Betätigungsmechanismen ist fortlaufend, wie aktuelle Publikationen (Hitch, Pepin & Stagnitti, 2014a, 2014b, Yazdani, 2017) zeigen.

Wie das Kind im familiären Kontext und weiteren bedeutsamen Lebenswelten in der Entfaltung seines Handlungspotenzials vor dem Hintergrund des Konzeptes der Betätigungsdimensionen begleitet werden kann, und was ergotherapeutisches Coaching dazu beiträgt, sind u. a. die Leitgedanken der folgenden Kapitel.

Ergotherapeutisches Coaching in der Pädiatrie

Im folgenden Kapitel werden Modelle aus dem angloamerikanischen Sprachraum vorgestellt, die Coaching konzeptionell in die Ergotherapie eingeführt haben. Diese Modelle erforschen und generieren Wirkfaktoren von Coaching gleichermaßen und rahmen die nachfolgende Praxisforschung zum ergotherapeutischen Coaching in der Pädiatrie für den deutschsprachigen Raum.

> *„Der andere ist nicht nur ein Klient,*
> *sondern ist eigentlich jemand,*
> *der sich in diesem Prozess transformiert;*
> *der zum Mitschöpfer einer neuen Realität wird."*
>
> *(Scharmer, 2011)*

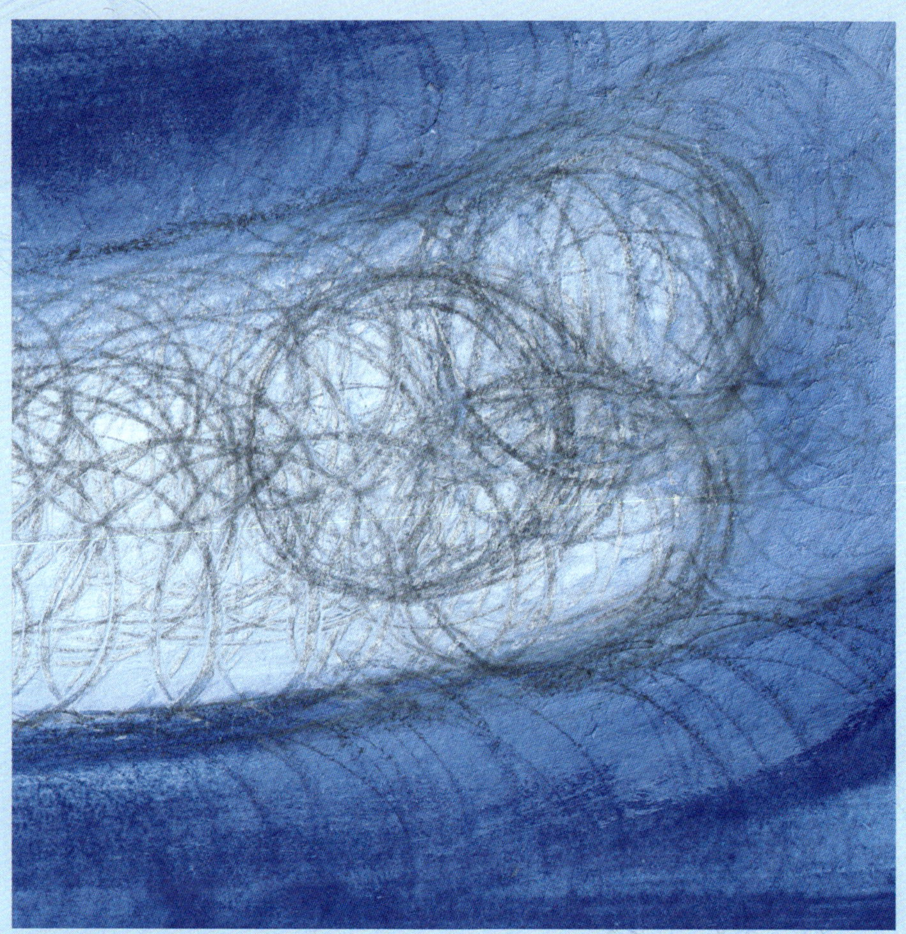

Abbildung 9: Dynamische Systeme

Das Model of Coaching for Enablement in Occupational Therapy von Wendy Pentland, 2010

Durch Wendy Pentland, Ergotherapeutin und ausgebildeter „Professional Coach" der Adler School of Professional Coaching (AVPC), wurden die Rolle des Coachs und Coaching in der Ergotherapie in Bezug zum Person-Environment-Occupation-Model (Law et al., 1996) gesetzt, daran untersucht und im Hinblick auf Coaching spezifiziert.

Coaching wird nach Pentland & Drummond (2004) als ein Handlungs-Reflexions-Prozess bezeichnet, der speziell auf den Klienten zugeschnitten ist. Es ist ein partnerschaftlicher Prozess, der Menschen und Organisationen kreativ dabei unterstützt, ihr persönliches und professionelles Potenzial zu steigern.

Auf der Grundlage des Person-Environment-Occupation-Model (Law et al., 1996) veranschaulicht Pentland, wie und wodurch Coaching an den Schnittstellen von Person, Umwelt und Betätigung Veränderung bewirken kann. Der Coaching Prozess bezieht sich innerhalb der Umwelt und in Bezug auf Betätigungen. Alle Aspekte beeinflussen sich zudem wechselseitig. Der Coachingprozess basiert auf einer gesprächsbezogenen Partnerschaft, deren spezifische Qualität durch drei wesentliche Merkmale bestimmt ist: Mindset, Relationship und Process.

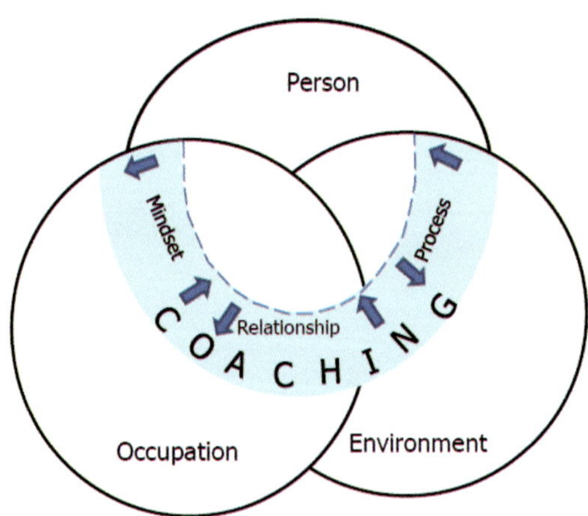

Abbildung 10: Model of Coaching for Enablement in Occupational Therapy (nach Pentland, 2010)

Mindset:
Beschreibt die Anerkennung, dass die menschlichen Überzeugungen und Annahmen über sich selbst, andere und die sie umgebende Umwelt einen direkten Einfluss auf das Betätigungsverhalten haben, und das was Menschen als möglich und für sie zugänglich für Veränderung ansehen.

Relationship:
Ist charakterisiert durch das Mitgestalten und Aufrechterhalten einer Therapeut-Klienten-Beziehung, die darauf ausgerichtet ist, die Wünsche des Klienten hervorzubringen und zu unterstützen. Die Beziehung basiert auf Vertrauen, Offenheit, Ehrlichkeit, Wertfreiheit, Neugier, Raum und die Freiheit, Möglichkeiten zu entdecken und auszuprobieren.

Process:
Innerhalb der gemeinsam gestalteten ergotherapeutischen Coachingbeziehung werden ausgewählte Coaching Skills genutzt, die Klienten zu einer Vorwärtsbewegung, hin zu ihrer gewünschten Teilhabe an Betätigung befähigt, die so zu Gesundheit und Wohlbefinden beiträgt.

Pentland bietet für ihr Model das „framework of the coaching process and coaching conversations“ (2009) des Adler International Institutes an, um den Coachingprozess zu rahmen. Das Framework basiert auf folgenden Inhalten und den dazugehörigen Fragestellungen:

I	**Issue** Fragestellung **Insight** Einblick	**What's up?** Was ist los? / Was ist der Anlass? **What do you want?** Was willst du? / Was ist das Ziel?
C	**Choice** Wahl **Commitment** Verpflichtung	**What are your choices?** Für was entscheidest du dich? **What do you commit to?** Für was setzt du dich ein?
A	**Action** Vorgehen **Accountability** Verantwortlichkeit	**What's next?** Was kommt als Nächstes? **How will you be held accountable?** Wie bleibst du in der Verantwortung?

Abbildung 11: ICA und entsprechende Fragestellungen (in eigener Adaption)

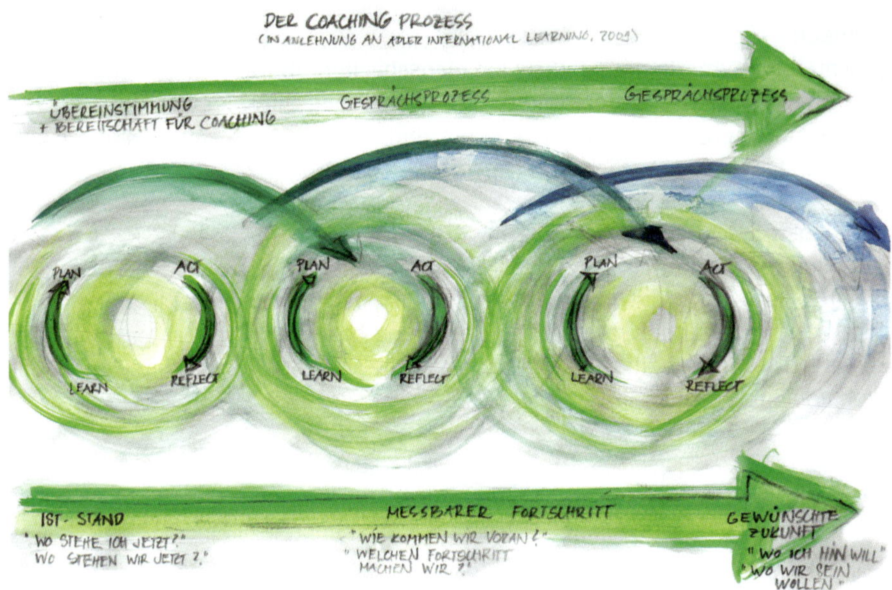

Abbildung 12: Der Coaching Prozess nach Pentland (in eigener Interpretation)

Dass der Coachingprozess eine Veränderung über einen längeren Zeitraum bedeutet und dass dieser Prozess ein beständiges Fragen im Sinne eines „Passungsprozesses" ist, beschreibt die obige Grafik in eigener Interpretation, die sich auf Wendy Pentland zur Veranschaulichung ihrer Arbeit bezieht.

Pentland spezifiziert die Merkmale ergotherapeutischen Coachings, indem sie Coaching von anderen möglichen Denkausrichtungen und Vorgehensweisen abgrenzt und somit die Orientierung im praktischen Vorgehen deutlich skizziert (s. Tabelle 1, S. 33).

Durch diese Abgrenzung ermöglicht sie praktisch tätigen ErgotherapeutInnen in der deutschsprachigen Ergotherapie unserer Einschätzung nach eine Entscheidungsfindung für oder gegen Coaching im therapeutischen Prozess.

Natürlich ist diese Eintscheidung auch abhängig davon, welches Anliegen die Kinder und/oder ihre Eltern haben und welchen Auftrag diese an die ErgotherapeutInnen richten. Oft werden wir in unserer Rolle als „ExpertInnen", als „Wissende" um Beratung aufgesucht, da Familien selbst nicht mehr weiterwissen und das Gefühl haben (oder dieses vermittelt bekommen haben) die Unterstützung von außen zu brauchen, um wieder handlungsfähig werden zu können.

Ist charakterisiert durch	Ist nicht charakterisiert durch
einen auf die Zukunft ausgerichteten Fokus	einen auf die Vergangenheit gerichteten Fokus
eine partnerschaftliche Beziehung	die Rolle des/der TherapeutIn als Experten und/oder Berater
„starke“, neugierige Fragen	einseitige Beratung
einen Handlungs-Reflexions-Prozess	Beurteilung, Auswertung, Interpretation
einen wertschätzenden Umgang, der Möglichkeiten fokussiert	ein problemfokussiertes Vorgehen, das sich an Vergangenem orientiert
Neugierde, Erschaffen & Erfinden, Fokussieren, schrittweises Vorgehen	Verordnen und Empfehlen
Herausforderung, Bericht, Fähigkeit	äußeren Antrieb wie: „Sie brauchen meine Hilfe.“

Tabelle 1: Coaching Charakteristika nach Heinz, Deiterle, Mc Nulty, Pentland & Antolak, 2010, S. 249 (in eigener Übersetzung)

Das heißt nicht, dass jeder schon zu Beginn der ergotherapeutischen Intervention bereit dazu ist, gecoacht bzw. in coachender Haltung empfangen zu werden. Die partnerschaftliche Beziehung kann also nicht von vornherein angenommen werden, sie sollte gestaltet werden dürfen, sollte für alle daran Beteiligten wachsen dürfen, um dann gegenseitig im Gespräch bereit zu sein, für die Impulsintegration und eigener Aktion zur Lösungsfindung.

Im Buch „Enabling positive change: Coaching Conversations in Occupational Therapy“ das von Pentland, Isaacs-Young, Gash & Heinz 2016 über den Kanadischen Verband der ErgotherapeutInnen herausgegeben wurde, spezifizierte Pentland ihre Ansichten zu Coaching Ansatz und Haltung. Durch die in dieser Veröffentlichung enthaltenen Praxisbeispiele von Coaching-Konversationen wird deutlich, welches Potential zur Veränderung des Betätigungsverhaltens eines Menschen durch Coaching in der Ergotherapie möglich ist. Dabei definieren Pentland & Heinz (2016) Coaching in und für die Ergotherapie als „a specific conversational partnership for enabling occupational change that assists clients to clarify what is important to them, access their strengths, resources and creativity, choose goals and design and follow a plan of action to get what they want“ (Pentland & Heinz, 2016, S. 57).

Raum und Zeit für Reflexion

Das Model of Coaching for Enablement in Occupational Therapy
von Wendy Pentland, 2010

Nimm dir einen Moment Zeit, bevor du dich mit den Fragen beschäftigst. Nimm deinen Körper bewusst wahr. Wo bist du gerade im Innen wie im Außen? Lass deinen Atem fließen.

Wenn du soweit bist ...

1. Was / Wie ist mein *Mindset*? Woran mache ich das fest?

___

___

___

___

2. Wenn ich an Gespräche mit Kindern / Eltern / ... denke, durch welche Aussagen erhalte ich eine Vorstellung von ihrem *Mindset*?

___

___

___

___

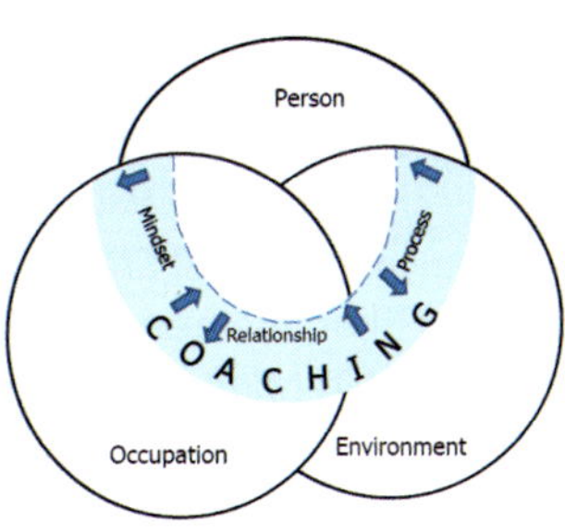

3. Welchen Einfluss haben diese Aussagen/Informationen auf die Beziehungsqualität und Beziehungsgestaltung der ergotherapeutischen Coachingintervention?

4. Wer und was ist bedeutsam? Wodurch? (für Kinder / Eltern / ...)

5. Welche Qualität hat der Prozess?

Eine persönliche Danksagung der Autorinnen an alle Beteiligten, die das Occupational Perfomance Coaching entwickelt und beschrieben haben …

Es waren einmal zwei Ergotherapeutinnen. Die trafen sich im Wunsch und Bedürfnis, mehr über ihre berufliche Herkunft und mögliche Zukunft zu erfahren, in einem berufsbegleitenden Bachelorstudiengang. Schnell fanden sich Resonanzräume gemeinsamen Lernens, Lebens und Arbeitens, die sich um Kind, Familie, Professionalisierung und Authentizität bewegten und bewegen. Diese daraus entstandene und fortlaufende Arbeitsbeziehung und Freundschaft bietet und schafft Vertrauen und Rückversicherung über Bestehendes und Bleibendes im Wandel persönlicher und beruflicher Weiterentwicklung.

Im Kontext des Bachelorstudiengangs unterstützten Impulse aus den beruflichen Netzwerken das Entstehen und Formulieren eines Forschungsvorhabens zum methodischen Handeln in der ergotherapeutischen Elternarbeit. Zu dieser Zeit, im Jahr 2010, begegnete den zwei Ergotherapeutinnen immer wieder und in verschiedenen Kontexten ein Framework mit dem Namen Occupational Performance Coaching (OPC). Beide Ergotherapeutinnen erkannten das OPC damals als die stimmige Entsprechung für ihre thematische und methodische Auseinandersetzung in der Arbeit mit Eltern und Bezugspersonen.

Seitdem inspiriert das Occupational Performance Coaching und auch dessen Weiterentwicklung die zwei Ergotherapeutinnen immer wieder in der weiteren eigenen berufliche Auseinandersetzung zur Terminologie „Coaching“ im Kontext der deutschsprachigen Ergotherapie.

Wir danken hiermit Fiona Graham, Sylvia Rodger, Jenny Ziviani und Anne Kennedy-Behr für ihre Arbeit und ihr Wirken.

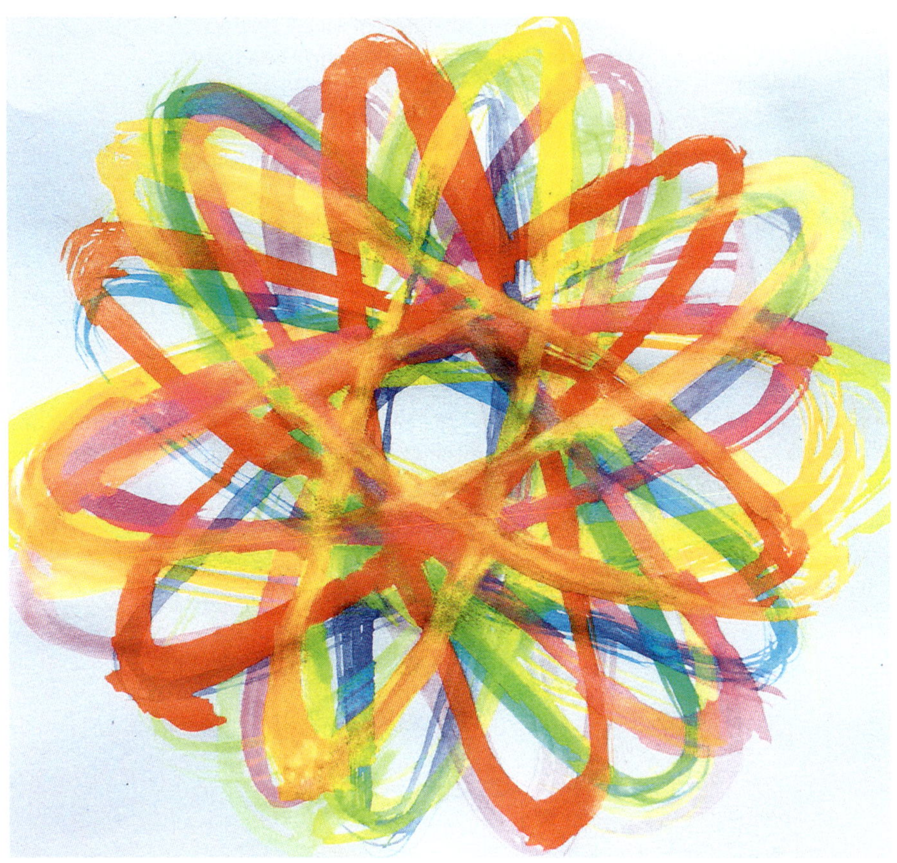

Abbildung 13: Atom des gemeinsamen Anfangs

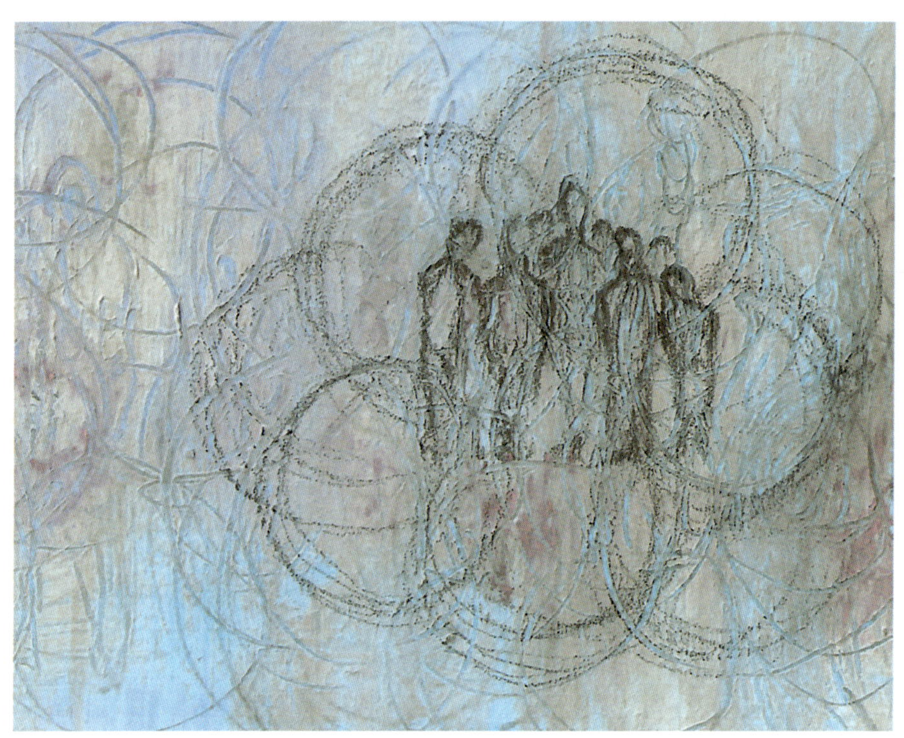

Abbildung 14: Mensch, Familie und System

Das Occupational Performance Coaching
von Graham, Rodger, & Ziviani, 2009

> *„Occupational Performance Coaching is a process whereby parents are guided in solving problems realtered to achieving self-identified goals."*
>
> *(Graham et al., 2009, S. 16).*

Das Occupational Performance Coaching (OPC) ist ein Interventionsprozess mit deren Hilfe Eltern sowohl die Betätigungsdurchführung ihres Kindes, als auch Ziele in Bezug auf ihre Elternrolle im Zusammenleben mit ihrem Kind erreichen können.

Das OPC bietet als Framework für den Interventionsprozess drei Befähigungsbereiche, die sogenannten Enabling Domains „Emotional Support", „Information Exchange" und „Structured Process" an.

Emotional Support Emotionale Unterstützung	**Information Exchange** Informationsaustausch	**Structured Process** Strukturierter Prozess
Listen Aktiv zuhören	**Collaborative Performance Analysis (CPA)** Gemeinsame Betätigungsanalyse	**Set Goal** Ziele setzen
Empathize Sich einfühlen	**Typical Development** Normalentwicklung	**Explore Options** Möglichkeiten erkunden
Reframe Eine andere Sichtweise anbieten	**Health Conditions and Impairments** Gesundheitsbedingungen und Beeinträchtigungen	**Plan Actions** Aktionen planen
Guide Leiten/Führen	**Specialized Strategies** Spezifische Strategien	**Carry out Plans** Pläne ausführen
Encourage Ermutigen	**Community Resources and Entitlements** Gesellschaftliche Ressourcen und Anrechte	**Check Performance** Durchführung überprüfen
		Generalize Generalisieren

Tabelle 2: Enabling domains des OPC von Graham, Rodger & Ziviani, 2009 (in eigener Übersetzung)

Die drei Enabling Domains

Diese Bereiche strukturieren den Prozess und bieten zugleich eine flexible Leitstruktur, die die ErgotherapeutInnen nutzen können, um die therapeutische Beziehung mit den Bezugspersonen (je nach Kontext und Zielsetzung die Eltern, Erzieher, Lehrer etc.) zu gestalten. Das OPC bietet Transparenz über die Schritte, die im Prozess gemeinsam durchlaufen werden.

Nachfolgende Ausführungen der einzelnen Domains sollen den LeserInnen ein tieferes Verständnis vermitteln. Wir wollen darauf hinweisen, dass dieser Text auf unseren Auslegungen der Theorien mit Schwerpunkt Elternarbeit basiert und eventuell nicht alle Aspekte der Urheberinnen des OPCs berücksichtigt.

Emotionale Unterstützung

Diese *Enabling Domain* beschreibt laut Graham et al. (2010, S. 205) Techniken, die im Coaching besonders zu Beginn der Intervention relevant für Veränderungsprozesse sein können, da bei den Eltern anfangs häufig Gefühle von Unsicherheit und Frustrationen dominieren können. Es ist wesentlich für den Prozess, dass die Eltern diesen Gefühlen Raum geben und dass sie sie ausdrücken.

Der ErgotherapeutIn stehen die Techniken „listen, empathize, reframe, guide und encourage" zur Verfügung, um die Eltern zu befähigen, von einem emotionalen (reaktiven) Zustand zu einer lösungsorientierten (proaktiven) Ausrichtung zu gelangen.

Zusammenfassend ist die Enabling Domain „Emotionale Unterstützung" laut Graham & Roger (Graham & Roger, 2010, S. 205; 2015) im Interventionsprozess essentiell, da sie

- Eltern in die Bereitschaft begleitet, Lösungsmöglichkeiten auszuprobieren und diese in ihren Alltag zu implementieren
- eine vertrauensvolle Partnerschaft aufbaut, die es den Eltern ermöglicht, die für sie relevanten Fragen zu stellen und stimmige Lösungen in Bezug auf ihre Betätigungsanliegen zu finden
- die Motivation der Eltern, insbesondere in der Anfangsphase der Intervention, unterstützt, um Veränderungen vorzunehmen

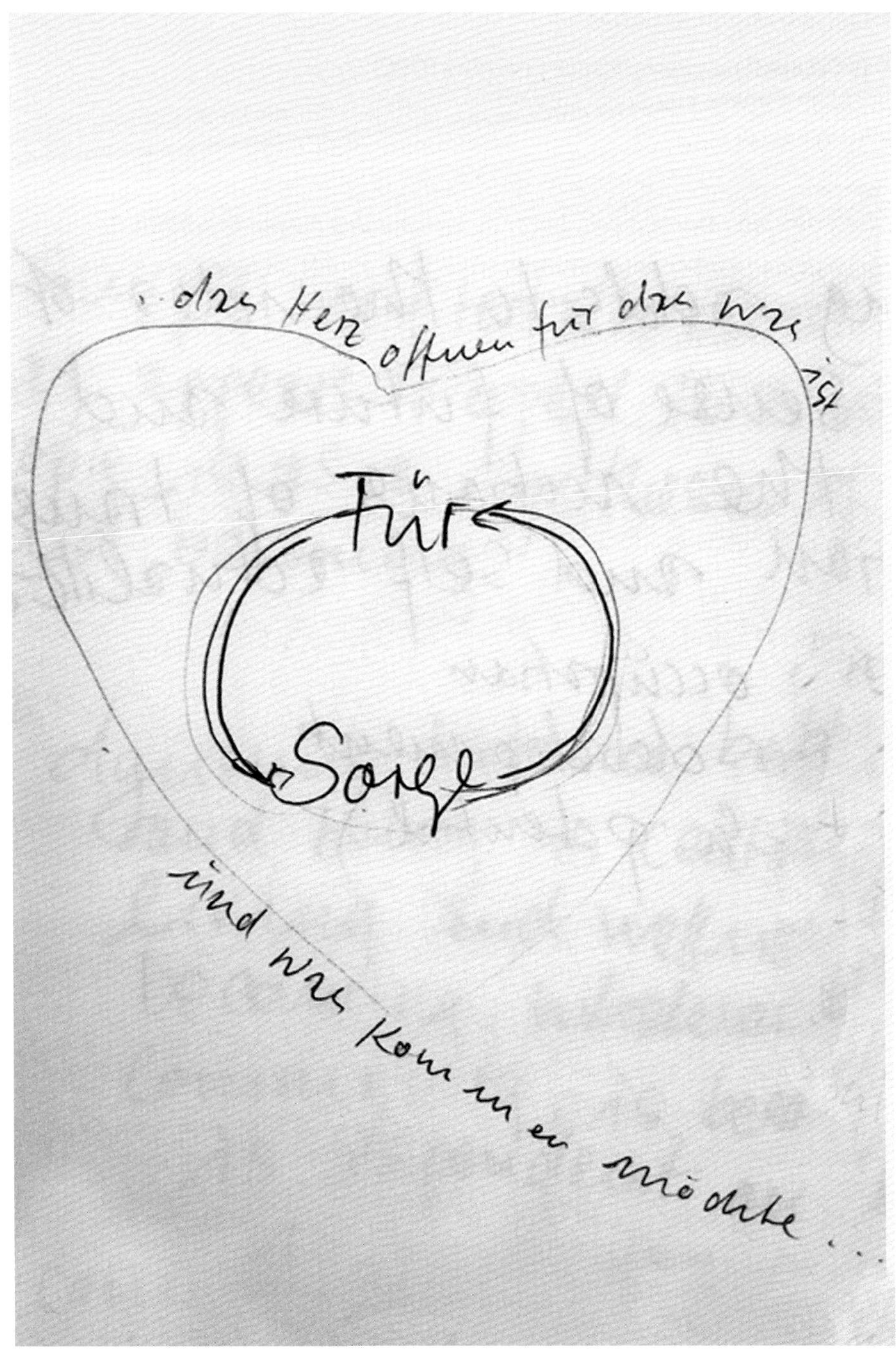

Abbildung 15: Sorge für – Fürsorge

Raum und Zeit für Reflexion

Das Occupational Performance Coaching (OPC)
enabling domain: emotional support
von Graham et al., 2009

Nimm dir einen Moment Zeit, bevor du dich mit den Fragen beschäftigst. Nimm deinen Körper bewusst wahr. Wo bist du gerade im Innen wie im Außen? Lass deinen Atem fließen.

Wenn du soweit bist ...

1. *Listen /Aktiv zuhören:* Woran erkennt das Kind / erkennen die Eltern / ..., dass ich aktiv zuhöre?

2. *Empathize:* Was gelingt mir einfühlend und was wird dadurch im und für den Coachingprozess möglich?

Emotional Support Emotionale Unterstützung
Listen Aktiv zuhören
Empathize Sich einfühlen
Reframe Eine andere Sichtweise anbieten
Guide Leiten/Führen
Encourage Ermutigen

3. *Reframe:* Wie könnte ich die Aussage „xy“ aus einer anderen Perspektive formulieren?

„Durch Befreiung der Energie aus der polaren Spannung durch Verwandeln, Umdeuten oder auch Reframing gewinnt sie Dynamik. Sie steht nun für Aktionen zur Verfügung und kann z. B. in neue Entscheidungen oder alternatives Verhalten umgesetzt werden.“

(Rosenkranz, 1994, S. 117).

Informationsaustausch

Diese Enabling Domain beschreibt nach Graham & Roger die Inhalte des Informationsaustausches zwischen Eltern und ErgotherapeutIn. Dieser Prozess beinhaltet nach den Autoren (vgl. Graham et al. 2010, S. 207) verschiedene Schritte: Die gemeinsame Betätigungsanalyse, Wissen über die kindliche Normalentwicklung, Bedingungen von Gesundheit und Einschränkungen, Lehr- und Lernstrategien, Spezielle Strategien und Informationen über gesellschaftliche Ressourcen und Anrechte.

Der Informationsaustausch basiert zunächst auf Informationen der Eltern (z. B. darüber, welche Verhaltensweisen oder Strategien sie bisher schon ausprobiert

Collaborative Performance Analysis (CPA) Gemeinsame Betätigungsanalyse (GBA)	
Was geschieht aktuell?	Was macht das Kind aus Sicht der Eltern? Wie ist das unmittelbare Umfeld?/ Was passiert noch? Was haben die Eltern bisher schon probiert? Was ist das bisherige Betätigungsergebnis?
Was wollen die Eltern, dass es geschieht?	Idealerweise: Was macht das Kind? Was konkret machen Sie (die Eltern)? Was ist das unmittelbare Umfeld? / Was passiert noch? Wie ist das Betätigungsergebnis?
Ressourcen und Hindernisse der Betätigungsdurchführung	**Faktoren des Kindes** Motivation Wissen Fähigkeiten **Aufgabenfaktoren** Teilschritte Reihenfolge Erwarteter Aufgabenstandard **Umweltfaktoren** Physikalisch Sozial
Welchen Unterstützungsbedarf haben Eltern, um Anpassungen / Adaptionen vornehmen zu können?	Interpretation Motivation Lernbedarf

Tabelle 3: Grafik zur gemeinsamen Betätigungsanalyse nach Graham et al., 2009 (in eigener Übersetzung und Adaption)

haben und mit welchem Ergebnis), die von der ErgotherapeutIn z. B. durch Informationen über Entwicklungsnormen in einen bisher für die Eltern eventuell neuen Bezug gesetzt werden.

Entscheidend für den Prozess ist, dass die ErgotherapeutIn nah am Anliegen der Eltern begleitet und für deren Fragestellungen nur die Informationen gibt, die für die Eltern relevant sind, um ihr Kind in der Betätigungsdurchführung zu unterstützen: Bedeutsame Handlungen planen und durchführen, Veränderungen im Alltag vornehmen, Strategien entwickeln und übertragen können. Der Informationsaustausch kann beinhalten, dass die Eltern Hintergrundwissen benötigen, um das Verhalten ihres Kindes aus einer neuen Perspektive sehen („reframen") zu können. Informationen von Eltern und Therapeut werden als gleichwertig betrachtet. Das vorhandene Wissen wird höher bewertet als Wissenslücken. Der Prozess des Informationsaustauschs dient dem Bekräftigen der elterlichen Erfahrungen und der Entkräftigung der Wahrnehmung und Zusprechnung des Therapeuten als exklusivem Experten (Graham & Rodger, 2010).

Die Collaborative Performance Analysis (CPA) unterstützt durch eine klare Leitfragenstruktur ein betätigungsbasiertes Arbeiten. Sie ermöglicht eine genaue Analyse der Alltagssituationen die Relevanz und Bedeutung für die Familien haben und leitet diese schrittweise durch den Coachingprozess.

Zusammenfassend (vgl. Graham & Rodger, 2010, S. 217) ist die Enabling Domain **Informationsaustausch** im Coachingprozess essentiell, da

- sie für die Eltern Möglichkeiten schafft, mit ihrem Wissen und ihren Fertigkeiten die Ressourcen für eine unabhängige und kompetente Problemlösung zu entwickeln

- die spezifischen Informationen mit den Eltern geteilt werden, damit diese besser ausgestattet sind, um effektiv mit ihren Kindern an einer Verbesserung der Betätigungsdurchführung zu arbeiten

- der Schilderung des elterlichen Wissens über ihre Kinder genau zugehört wird, so dass der Performanzkontext den Therapeuten befähigt, die Kinder passgenau durch den CPA-Prozess zu leiten

> ***„Coaching is increasingly used in paediatric practice, with growing understanding of the active components of this collaborative process."***
>
> *(Schwellnus et al., 2015 in Rodger & Kennedy-Behr, 2017, S. 293)*

Raum und Zeit für Reflexion

Das Occupational Performance Coaching (OPC)
enabling domain: information exchange
von Graham et al., 2009

Nimm dir einen Moment Zeit, bevor du dich mit den Fragen beschäftigst. Nimm deinen Körper bewusst wahr. Wo bist du gerade im Innen wie im Außen? Lass deinen Atem fließen.

Wenn du soweit bist ...

1. Welchen Fokus habe ich im Informationsaustausch mit dem Kind / mit den Eltern?

2. Welche Informationen erhalte ich? Welche Informationen gebe ich?

3. Was sind/was verstehe ich unter Informationen?

Information Exchange Informationsaustausch
Collaborative Performance Analysis (CPA) Gemeinsame Betätigungsanalyse
Typical Development Normalentwicklung
Health Conditions and Impairments Gesundheitsbedingungen und Beeinträchtigungen
Specialized Strategies Spezifische Strategien
Community Resources and Entitlements Gesellschaftliche Ressourcen und Anrechte

4. Wie erlebe ich den Informationsaustausch im Rahmen der Coachingbeziehung unter Einsatz der *Enabling Domain: Information Exchange* mit dem Kind/mit den Eltern? (Was passiert?)

5. Welche Rückmeldungen erhalte ich vom Kind / von den Eltern innerhalb des Informationsaustauschs unter Bezugnahme auf die *Enabling Domain: Information Exchange* nach dem OPC?

Strukturierter Prozess

Der Coachingprozess wird in der dritten *Enabling Domain* methodisch in den einzelnen Schritten abgebildet. Er ähnelt im Ablauf vielen anderen Problemlösungsinterventionen (z. B. D'Zuriall & Nezu, 2007; Poatajko et al., 2001; Stiebel, 1999; Vuchinich, 2004; Wade, Michaud & Brown, 2006). Die einzelnen Schritte lauten wie folgt:

- Ziele setzen
- Möglichkeiten erkunden
- Aktionen planen
- Pläne ausführen
- Durchführung überprüfen
- Generalisieren

Die Prozessstruktur wird den Eltern ebenso transparent veranschaulicht und erläutert wie die Rolle der Ergotherapeutin im Coachingprozess:

Die ErgotherapeutIn coacht den Prozess in einer Art und Weise, die Eltern dazu befähigt, verschiedene Möglichkeiten zu erkunden, die zu einer besseren Übereinstimmung/Passung zwischen den Fähigkeiten ihres Kindes und dessen Aufgaben- und Umfeldanforderungen führen. Das Person-Environment-Occupation-Model (Law et al., 1996) wird genutzt, um die Zusammenhänge wie auch die Gleichwertigkeit der Bereiche zu verdeutlichen, die Einfluss auf die Betätigungen des Kindes haben.

Die einzelnen Schritte im Prozess werden linear durchlaufen und können innerhalb der Einheiten wiederholt werden. Jede Einheit bewegt sich von einer Anfangsphase mit Erzählungen der Eltern und Beobachtungen der Betätigungsdurchführung des Kindes, hin zu einer explorativen Phase möglicher Veränderungen, der die Planungsphase der nächsten Handlungen folgt und die mit deren Generalisierung abschließt.

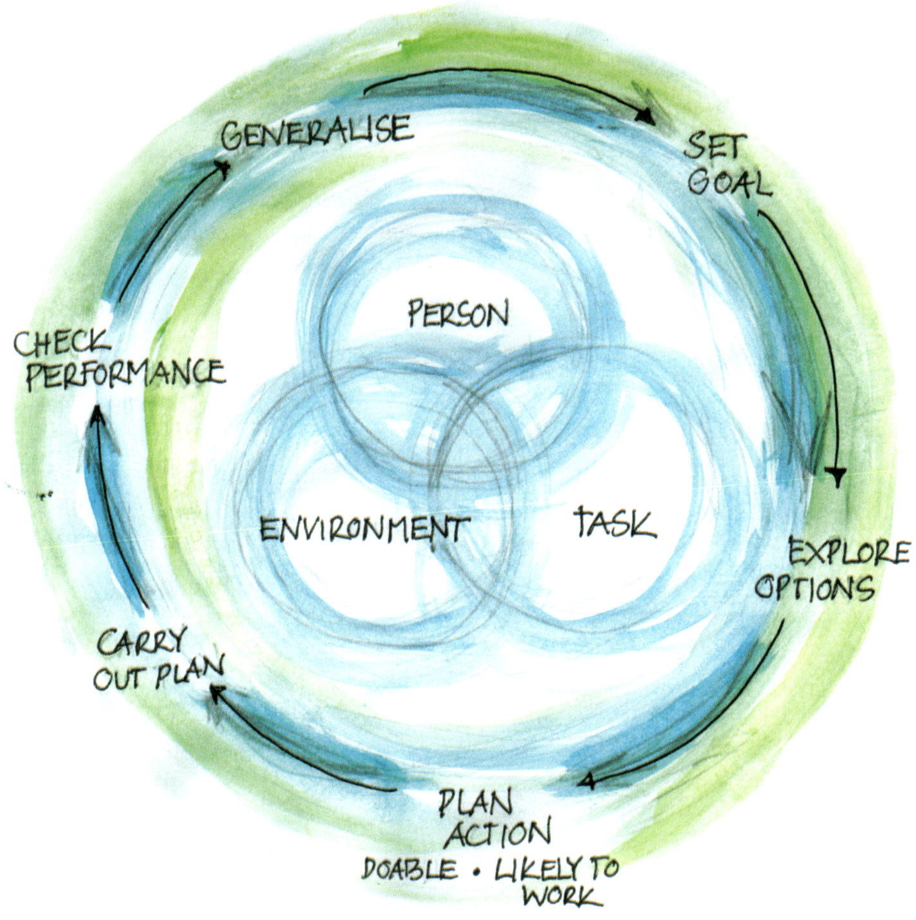

Abbildung 16: Strukturierter Prozess nach Graham et al., 2009 (in eigener Adaption)

Zusammenfassend ist der strukturierte Prozess eine *Enabling Domain* im OPC, da er

- hilft, zielfokussiert zu bleiben
- die Reflexion darüber, wie und welche spezifische Handlungen ein Erreichen des Ziels beeinflussen, unterstützt
- die Eltern dazu ermutigt, eigene Entscheidungen zu treffen und Handlungen, sowie eigene Einschätzungen hinsichtlich der Betätigungsdurchführung ihres Kindes zu treffen (vgl. Graham & Rodger, 2010, S. 224)

Raum und Zeit für Reflexion

Das Occupational Performance Coaching (OPC)
enabling domain: structured process
von Graham et al., 2009

Nimm dir einen Moment Zeit, bevor du dich mit den Fragen beschäftigst. Nimm deinen Körper bewusst wahr. Wo bist du gerade im Innen wie im Außen? Lass deinen Atem fließen.

Wenn du soweit bist …

1. Wenn die Schritte des *Structured Process* den Eltern ebenso veranschaulicht werden wie die Rolle der ErgotherapeutIn als Coach … zu was befähigt dies die Eltern?

2. Wie ermögliche ich als ergotherapeutischer Coach den Eltern den Prozessschritt *Explore Options?*

Structured Process Strukturierter Prozess
Set Goal Ziele setzen
Explore Options Möglichkeiten erkunden
Plan Actions Aktionen planen
Carry out Plans Pläne ausführen
Check Performance Durchführung überprüfen
Generalize Generalisieren

3. Was entsteht in und durch diesen Prozess und wie nutze ich das für den nächsten Prozessschritt *Plan Action* mit den Eltern?

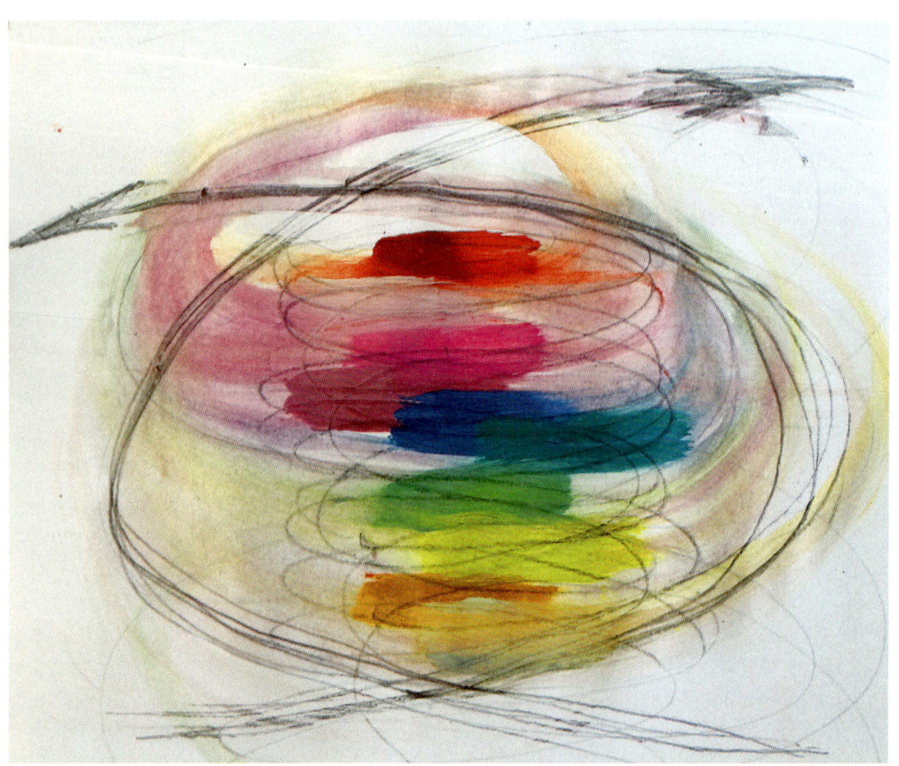

Abbildung 17: Grafik zum Canadian Model of Client-Centred Enablement (CMCE) nach nach Townsend, Polatajko, Craik & Davis, 2007, S. 110 (in eigener Interpretation)

Das Canadian Model of Client-Centred Enablement (CMCE)
nach Townsend, Polatajko, Craik & Davis (2007)

Das Canadian Model of Client-Centred Enablement (CMCE) beschreibt die Fertigkeiten, die ErgotherapeutInnen in dem klientenzentrierten Prozess benötigen, um den KlientInnen Betätigung, Teilhabe und Engagement zu ermöglichen. Diese Fertigkeiten werden im kanadischen Modell auch als „Enablement & Generic Skills" bezeichnet (vgl. Townsend et al., 2007).

Das Canadian Model of Client-Centred Enablement (CMCE) ist eines der drei konzeptionellen kanadischen Modelle, die sich inhaltlich aufeinander beziehen und gemeinsam das folgende „Modell Triplet" bilden:

- Das *Canadian Model of Occupational Performance & Engagement CMOP-E* (vgl. Polatajko, Townsend, & Craik, 2007, S. 23 ff.) beschreibt den Gegenstandsbereich der Ergotherapie, wobei deutlich wird, dass nicht nur „an und mit" der Person gearbeitet wird, sondern die Anteile Betätigung und Umwelt ebenfalls im Fokus der ergotherapeutischen Intervention stehen können. Der Schwerpunkt des Modells liegt darin, etwas zu „ermöglichen". Es könnte also bedeuten, konkrete Betätigungen anzubieten bzw. an diesen gemeinsam zu arbeiten, es könnte aber auch ein größeres Maß an Eingebundensein (am sozialen Leben teilzuhaben und mitbestimmen zu können) innerhalb des ergotherapeutischen Kontextes fokussiert sein.
- Der *Canadian Practice Process Framework CPPF* (vgl. Polatajko, Craik, Davis & Townsend, 2007, S. 233) leitet ErgotherapeutIn und KlientIn gemeinsam durch den ergotherapeutischen Interventionsprozess.

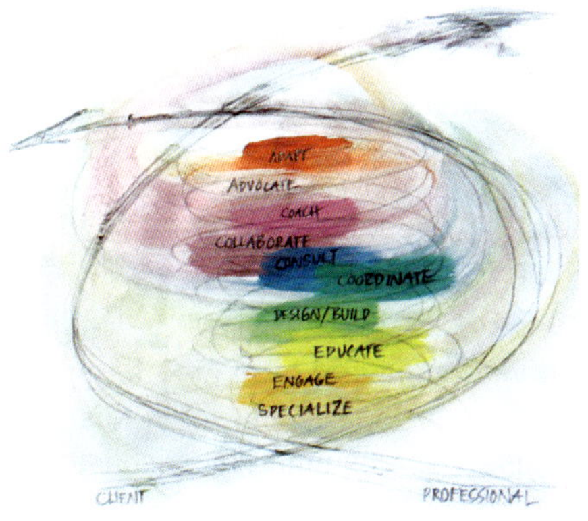

Coach

„With clients, develop and sustain, ... an ongoing partnership designed to help clients produce fullfilling results in their personal and professional lives, improve their performance and enhance their quality of life."

(International Coach Federation)

Abbildung 18: CMCE und Enablement Continuum nach Townsend et al., 2007, S. 110 (in eigener Interpretation)

- Das *Canadian Model of Client-Centred Enablement (CMCE)* nach Townsend, Polatajko, Craik, & Davis (2007), das die Fertigkeiten der Ergotherapeutin beschreibt, die ihr für das Client-centred Enablement zur Verfügung stehen. Abgerundet werden diese Ausführungen durch die generischen Fertigkeiten wie den Process Skills, den Professional Skills und den Scholarship Skills, die ein Enablement im ergotherapeutischen Alltag ermöglichen und unterstützen.

Dabei gilt **Coaching** als eine der zehn Schlüsselfertigkeiten im CMCE, die flexibel im ergotherapeutischen Interventionsprozess genutzt werden können, um den Klienten bedeutungsvolle Betätigungen zu ermöglichen und / oder ihn in Teilhabe / Mitbestimmung an der Gesellschaft (Townsend et al., 2007) zu unterstützen.

Menschen, denen wir im Rahmen unserer ergotherapeutischen Zusammenarbeit begegnen, können sowohl Individuen, als auch Gruppen (z. B. Familie, Gemeinde), ja sogar ganze Populationen (Craik & Davis et al.,2007; 2013) sein.

Die Abbildung des *Canadian Practice Process Framework* auf Seite 55 zeigt die vier Prozesselemente: den sozialen / gesellschaftlichen Kontext; die Bezugsrahmen und die acht Aktionspunkte, die in einem kollaborativen Prozess durchlaufen werden (vgl. Polatajko, Craik, Davis & Townsend, 2007, S. 233). Die Dynamik wird im Modell durch die gestrichelten Linien verdeutlicht. Sie zeigen, dass der komplexe Prozess nicht linear durchlaufen wird, bevor das Outcome evaluiert wird, sondern dass es möglich ist, diesen je nach Prozessdynamik flexibel anzupassen. Tauchen z. B. Schwierigkeiten innerhalb der Zusammenarbeit mit der/den KlientIn/Klienten auf, so kann gemeinsam reflektiert werden, wie und wodurch diese Herausforderungen entstanden sind und / oder aufrechterhalten werden und was zu einer Veränderung und Lösung beitragen kann.

Hier kann die Rolle und Haltung des Coaches für den Prozess bereichernd sein, während dem die ErgotherapeutIn sich z. B. folgende Fragen stellt:

1. „Verfolgt mein Klient das für ihn bedeutungsvolle Ziel?“
2. „Gibt es noch Informationen, die benötigt werden, um dieses Ziel zu erreichen?
3. „Welche Assessments könnte ich durchführen, um Aussagen über die Handlungsmotivation und Werte meines Gegenübers zu erhalten?“

Diese beispielhaften Fragestellungen sollen verdeutlichen, dass ErgotherapeutInnen, die einen gemeinschaftlichen kollaborativen Prozess mit ihren Klienten durchlaufen, diesen Prozess bereichern können, wenn es ihnen möglich ist, die Informationen der Eltern präsent und lösungslos entgegenzunehmen. Dies wird

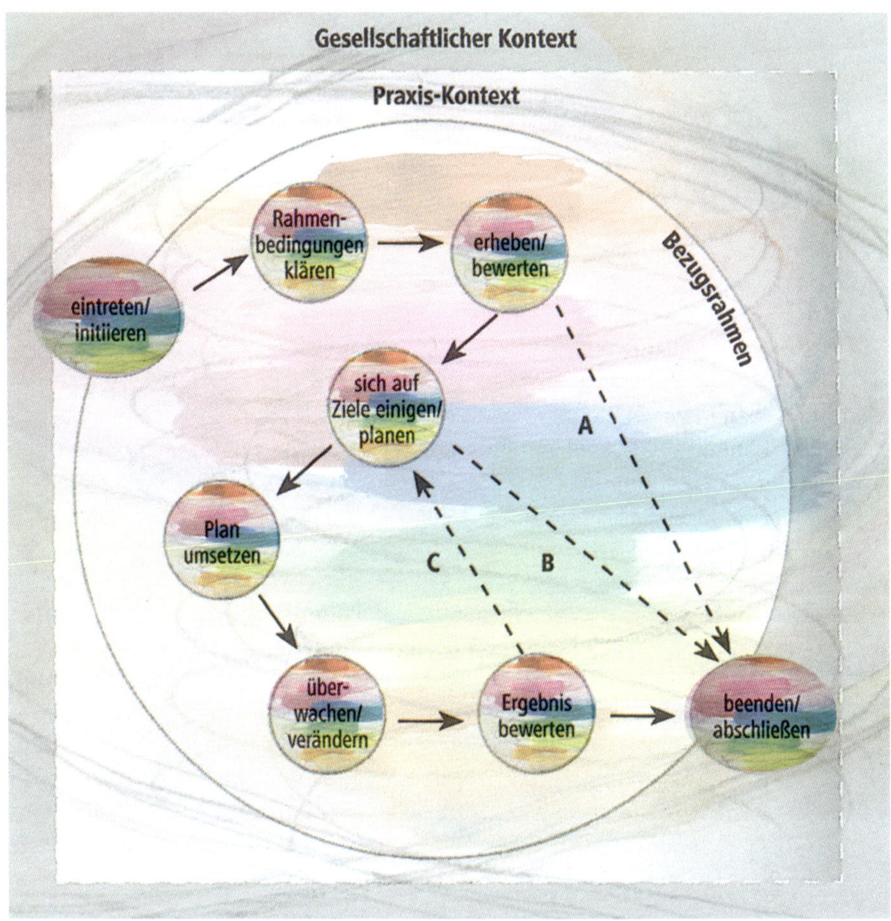

Abbildung 19: Vernetzung Enablement Skills im CPPF nach Townsend, Polatajko (2007) (in eigener Adaption)

ermöglicht durch die Position eines „Prozessbeobachters" des gemeinsamen Beziehungsgeschehens. Dadurch kann eine Art „innerer Spielraum" entstehen, der neue Lösungsmöglichkeiten hervorbringt.

Diese Art der inneren Haltung kann im Übertrag auf die Abbildung des *Canadian Practice Process Model* auch als eine Art weiterer Ring um die acht Aktionspunkte gedacht werden, der alle Prozessschritte begleitet.

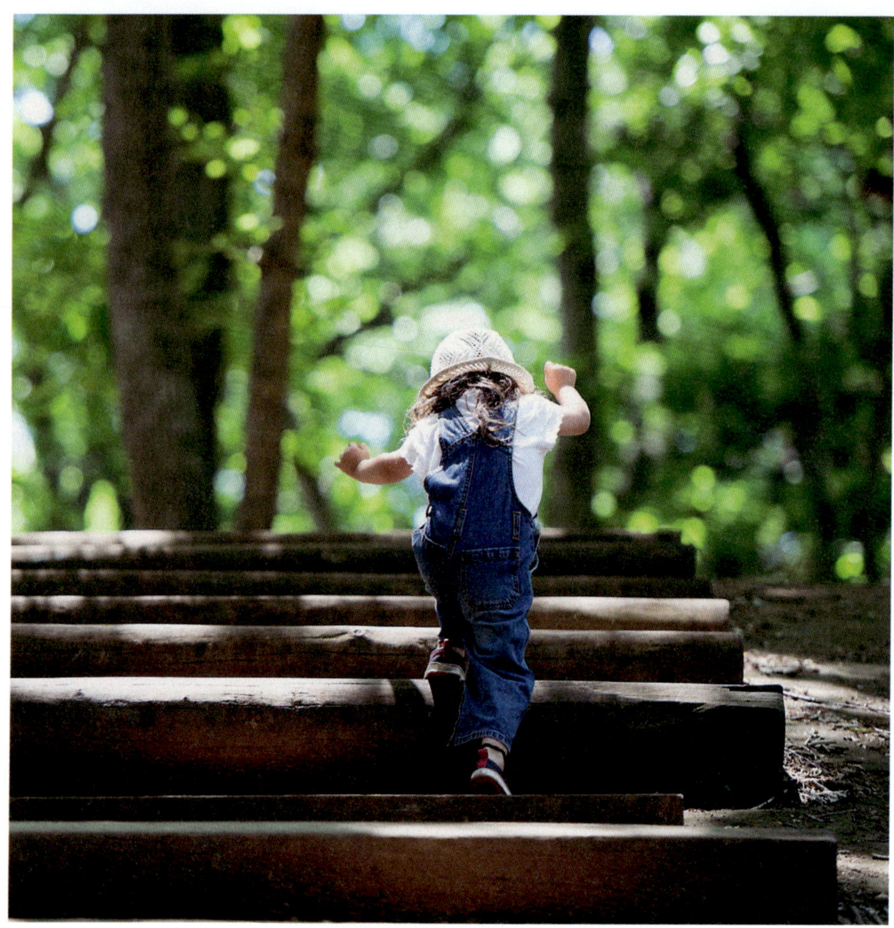

Abbildung 20: Ein Kind exploriert die eigene Umwelt (© hakase420 – Fotolia.com)

> ***„According to this model, all of human occupation arises out of an innate spontaneous tendency of the system – the urge to explore and master the environment.“***
>
> *(Kielhofner & Burke, 1980)*

Coaching und das Model of Human Occupation / Modell der Menschlichen Betätigung

(Kielhofner, 2008; Taylor et al. 2017)

Das *Model of Human Occupation MOHO* (Kielhofner, 2008; Taylor et al. 2017) gilt als multinational wie multikulturell anwendbar. Es ist evidenzbasiert, praxisorientiert und klientenzentriert sowie betätigungsfokussiert. Die Aktivitäten des täglichen Lebens (activities of daily living), Spiel (play) und Produktivität (productivity/work) zählen zu den Betätigungsbereichen eines Menschen (Taylor et al., 2017). Der Einsatz von diversen Assessments gemäß den Inhalten des Modells ermöglicht dem Anwender, einen holistischen Blick auf das Gegenüber in seinem zugehörigen System und in seiner spezifischen Umwelt zu erhalten. Zu den Kernelementen des Inhaltsmodells zählen die Komponenten *Volition, Habituation, Performance Capacity* und die *Umwelt* in ihren verschiedenen Dimensionen (Kielhofner, 2008; Yamada, Taylor, & Kielhofner [posthum] 2017, S. 20). Aufgrund der Komplexität des Models beschränken wir uns auf die Inhalte, die aus subjektiver Sichtweise, in Bezug zu der Thematik Coaching in der pädiatrischen Ergotherapie stehen.

Der Komponente *Volition* sind die Anteile *Values*/Werte, *Interests*/Interessen und *Personal Causation*/Selbstbild sowie die „Thoughts and feelings about self as an actor in one's world" (Yamada, Taylor & Kielhofner [posthum], 2017, S. 13) zugehörig.

Fragen zu Werten:

- „Was ist für mich wichtig (zu tun)?"
- „Was ist für mich von Bedeutung?"

Fragen zu Interessen:

- „Was macht mir Freude?"
- „Durch wen oder was wird mein Interesse geweckt?"

Fragen zum Selbstbild:

- „In welchen Situationen erlebe ich mich kompetent?"
- „Was kann ich besonders (gut)?"

Dabei entwickeln sich die Anteile der *Volition* eines Menschen im Laufe des Lebens weiter, indem Menschen sich ihrer Muster bewusst werden und sich nicht ihren Tendenzen, immer die gleichen Muster zu wiederholen, hingeben (Hüther, 2011). Kielhofner (2008) beschreibt diesen stetigen Prozess auch als Volitionsprozess: ein dynamischer Prozess von Antizipation, Auswahl, Erleben und Interpretation des eigenen Betätigungsverhaltens.

Neben den bekannten Mustern, Rollen und Gewohnheiten (der *Habituation*) im Alltag von Menschen sind die zur Ausübung von Handlungen notwendigen Anteile des Performanzvermögens „the ability to do things provided by the status of underlaying objectives physical and mental components and corresponding subjective experience"(Tham, Erikson, Fallaphour, Taylor & Kielhofner [posthum], 2017, S. 75) bedeutsam.

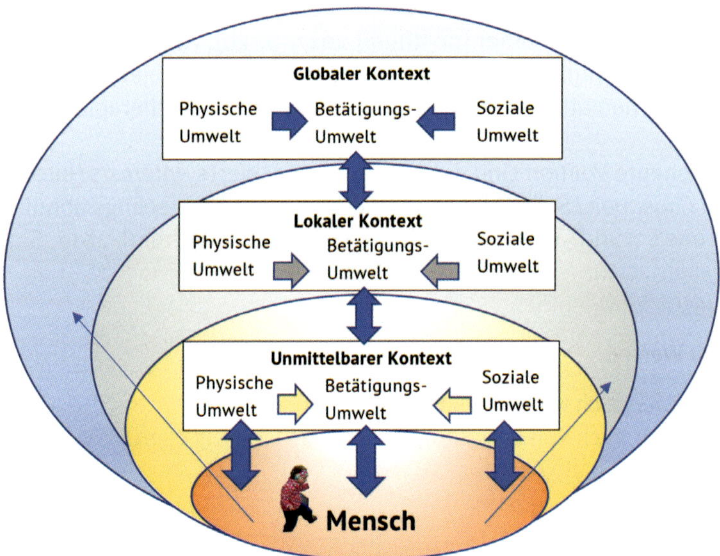

Abbildung 21: Der Mensch in Interaktion mit und in seiner physischen, sozialen und Betätigungsumwelt in drei verschiedenen Kontexten (eigene Adaption nach Fisher, Parkinson, & Haglund, 2017, S. 94)

Ein Mensch setzt sich, wenn er kann, von sich aus und mit seinem ihm innewohnenden Entdeckungsdrang und seiner Neugier in und mit seiner Umwelt auseinander. Umwelt meint im *Model of Human Occupation* all die besonderen räumlichen und sozialen Aspekte eines spezifischen Kontextes, in denen jemand handelt (Betätigungsumwelt), wobei der Kontext selber rückwirkend Einfluss auf das Handeln hat.

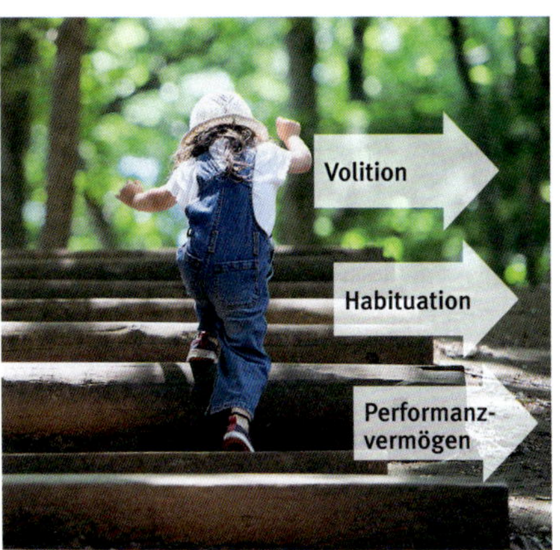

Abbildung 22: Integration of Volition, Habituation, and Performance Capacity into the whole Person (Yamada, Taylor, Kielhofner [posthum], 2017, S. 20; in eigener Adaption)

Hier wird unterschieden zwischen:

- physischer Umwelt (Physical Environment)
- sozialer Umwelt (Social Environment)
- Betätigungsumwelt (Occupational Environment)

Dabei zeigen sich dem Menschen, als sich betätigendem Wesen (Kielfhofner, 2008; Fisher et al., 2017), in und durch die jeweilige Umwelt Möglichkeiten und Ressourcen, sowie Anforderungen und Grenzen auf.
Wenn ErgotherapeutInnen sich in ihrer Arbeit mit Menschen auf das MOHO beziehen, erhalten sie durch vorangegangene Ausführungen ein Bild ihres Gegenübers, seiner Handlungsdimensionen, seiner Betätigungspartizipation (occupational participation), der Betätigungsperformanz (occupational performance) und Betätigungsfertigkeiten (occupational skills) (de las Heras de Pablo, Fan, Kielhofner [posthum], 2017, S 108).

Dadurch wird eine gemeinsame Interventionsgestaltung möglich, um Veränderungsprozesse zu initiieren, zu begleiten und neue Skills oder Verhaltensmuster im Alltag zu generalisieren. Um in der Intervention zu aktivieren, die 9 Dimensionen des Occupational Engagement (Kielhofner, 2008) einzubinden oder diese Einbindung anzubahnen, werden therapeutische Strategien beschrieben, darunter auch „to **coach** *the person in the use of new objects and adapted methods of completing occupational forms/tasks AND coach the person with verbal cueing to overcome subjectives expericences of the body*“ (ebd. S. 195).

Überblick

Coaching ist in diversen konzeptionellen ergotherapeutischen Modellen ein anerkanntes Vorgehen.

Folgende Definitionen sind eine kleine Auswahl, die vielleicht das Interesse wecken, den konzeptübergreifenden Gemeinsamkeiten von Coaching nachzugehen. Coaching eröffnet neue Sichtweisen und kann so zu größerer Autonomie und Handlungsvielfalt befähigen.

„Therapy involves clients in such things as exploring new ways to perform of practicing performance to increase skills. Therapists coach when they instruct, demonstrate, guide, verbally prompt, and / or physically prompt clients."
(Model of Human Occupation, Kielhofner, 2008, S. 192)

„Coaching uses the power of relationship, process and conversation to facilitate positive change that leads to desired results."
(Pentland, 2010)

„Client-centred leisure coaching requires active listening and reflection on child reports and integration of information from parental observations and feedback about the child's current leisure experiences."
(Poulsen & Ziviani, 2017, S. 298)

„[...] coaching is often directed to enabling clients to develop performance capacity and enhance skills."
(Model of Human Occupation, Kielhofner, 2008, S. 193)

„Coaching may also take place in the context of role performance and therefore support the client to engage in roles effectively."
(Model of Human Occupation, Kielhofner, 2008, S. 193)

Abbildung 23: Konfetti

Coachingbegriff in der Ergotherapie

Gibt man bei PubMed die Suchbegriffe **Occupational Therapy + Coaching** ein, dann werden dem Suchenden aktuell 148 mögliche Ergebnisse angezeigt. 1994 war es gerade ein einzelner und 2017 bereits 26 und zum heutigen Tage für das Jahr 2018 (Stand Mai) schon 17 neue Einträge (https://www.ncbi.nlm.nih.gov/pubmed).

Coaching als Strategie für den Gesundheitssektor stellt heutzutage einen großen Reiz dar. Nicht nur ErgotherapeutInnen, sondern auch andere Mitglieder des „Health Care"-Sektors gestehen also ihrem Gegenüber zu, eigene Lösungen für Probleme in ihrem Alltag zu erarbeiten bzw. stehen bei der Lösungsfindung bei.

Das Bemerkenswerte an dieser Entwicklung ist die Tatsache, dass Gesundheitsexperten dem vermeintlich Betroffenen, eingeschränkten Menschen die Kompetenz zuschreiben, selbst an seiner Situation, seinem Befinden und an der eigenen Lebensqualität arbeiten zu können und sie ihre Macht als Experten im Gesundheitssektor mit dem Klienten teilen bzw. die Entscheidungsmacht soweit wie möglich übergeben wollen.

Little, Pope, Wallisch, & Dunn (2018) untersuchten, welche Effekte ein „Occupation-Based Coaching", das über Telehealth an Familien mit Kleinkindern aus dem Autismusspektrumbereich übermittelt wurde, zeigt. Die TeilnehmerInnen (18 Familien) gaben an, dass sie es als sehr lehrreich und unterstützend wahrgenommen haben, in Zeiten der Not oder Unsicherheit zügig Unterstützung und Stärkung zu erfahren.

Kessler, Walker, Sauvé-Schenk, & Egan (2018) geben an, dass durch die Auswertung und Analyse von Occupational Performance Coaching Einheiten mit Klienten nach einem Schlaganfall deutlich wurde, dass TherapeutInnen mittels Coachingstrategien abklären können, welche Bedeutung Ziele für die Klienten haben und es somit möglich wird, Hintergründe und Beweggründe für die entsprechende Zielsetzung zu verstehen und klientenzentriert zu arbeiten.

Ebenso zeigen King, Schwellnus, Servais & Baldwin (2017) auf, dass lösungsorientiertes Coaching im Behandlungsprozess Eltern u. A. zu mehr Kompetenzen im Umgang mit ihren Kindern verhilft und Veränderungen im Erziehungsstil ermöglichen kann. Außerdem wird darauf hingewiesen, dass „empowered mindsets involve increased confidence, increased self-efficacy and self-determination, and broadend perspectives and expectations" (Schwellnuss et al., 2017). Rotheram-Borus, Swendeman, Rotheram-Fuller, & Youssef (2018) sehen im Familien Coaching ein neues Format für Evidenzbasierte Präventions-Programme (evidence-based prevention programs – EBPPs) und begründen dies unter anderem mit der niedrigen Hemmschwelle für Menschen, ein Coachingprogramm anzunehmen bzw. sich daran zu beteiligen, da Coaching weitgehend nicht zu Stigmatisierungen im Alltag der Nutzer führt.

Seit einigen Jahren ist Coaching Thema in ergotherapeutischen Bachelorarbeiten, die dessen Bedeutung für und in der deutschsprachige(n) Ergotherapie untersuchen und erforschen (Kufner & Scholz-Schwärzler, 2012; Neugebauer & Lewin, 2015, Zangerle, 2017).

Auch zum Occupational Performance Coaching (OPC) gibt es einige neuere Veröffentlichungen, die dessen zugrundeliegenden Theorien beschreiben und auch deren Erweiterungen sowie eigenen Adaptionen des OPC in unterschiedlichen therapeutischen Settings kritisch betrachten. Sowohl AnwenderInnen in der Praxis, als auch Forschende werden eindringlich um eine theoretische Auseinandersetzung gebeten und / oder direkt aufgefordert, entsprechende Anleitung einzuholen, wenn das OPC genutzt und benannt werden soll oder will (Graham, Rodger, & Kennedy-Behr, 2017; Graham, Ziviani, Kennedy-Behr, Kessler, & Hui, 2018).

Die Autorinnen der vorliegenden Veröffentlichung verstehen eine fortlaufende kritische Auseinandersetzung mit der therapeutischen Rolle als eine Schlüsselkompetenz und den Einsatz von Coaching als Strategie oder Haltung als einen Prozess, den es nur im Miteinander zu verwirklichen gilt. Denn *bewusstes* Miteinander entsteht in aufrichtiger authentischer Beziehung zu den Menschen, mit denen wir leben und arbeiten. So macht Coaching einen Unterschied in der *Beziehungsqualität,* der wesentlich ist, um Gesundheit zu erhalten.

Raum und Zeit für Reflexion

... *flow* ...

Nimm dir einen Moment Zeit, bevor du dich mit den Fragen beschäftigst.
Nimm deinen Körper bewusst wahr.
Wo bist du gerade im Innen wie im Außen?
Lass deinen Atem fließen.

Wenn du soweit bist ...

1. Wenn dein *Mindset* eine Betätigung wäre? Welche Betätigung wäre es und was macht diese Betätigung aus?

____

____

____

____

2. Wie würdest du die *Wirkfaktoren* deiner Beziehungsgestaltungen mit Kindern, Familien / bedeutsamen Bezugspersonen für die Zielklärung *visualisieren?* Hier ist Platz zum „skribbeln";-)

____

____

____

____

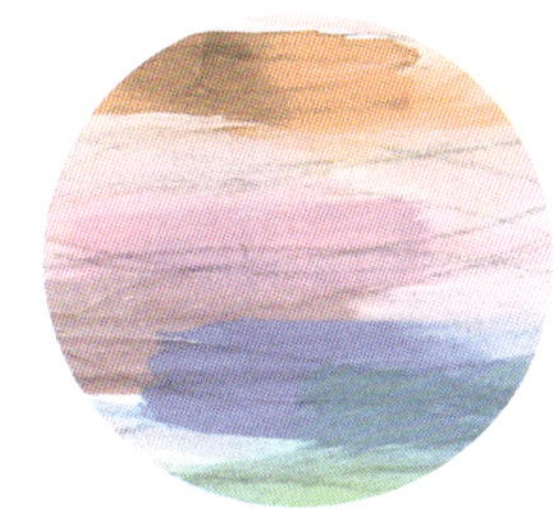

Jetzt mal angenommen ...

... du würdest ein ergotherapeutisches Coaching-Modell für deine Arbeit mit Kindern, Familien und deren bedeutsamen Bezugspersonen entwickeln – wie würde es aussehen?

Hier ist Platz zum „Freisetzen und Probehandeln";-).

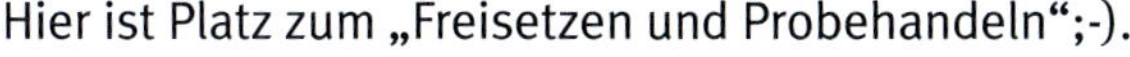

Die Betätigungsdimensionen im ergotherapeutischen Coaching

In der wissenschaftlichen ergotherapeutischen Forschung (Occupational Science) untersuchen Forschungsarbeiten tiefere Wirkfaktoren und die dynamischen Zusammenhänge von Betätigung als „das Eingebunden-Sein in Zeit, Raum und Rollen" (Fischer, 2017, S. 26). Ihre Entsprechung finden diese anhaltenden Forschungsarbeiten u. a. in der Konzeptualisierung der Betätigungsdimensionen, die auch als Bezugsparameter individueller und gemeinschaftlicher Lebensgeschichte/n verstanden werden können.

Die lebensgeschichtliche Perspektive und Coaching in der Arbeit mit Kindern und Familien innerhalb der Ergotherapie kann in dem Konzept der Betätigungsdimensionen eine dynamisch-systemische Entsprechung finden. Die Betätigungsdimensionen *Doing, Being, Becoming* und *Belonging* (Hammell, 2004, 2009; Wilcock, 1999, 2007) dienen als Framework der Intervention und als „Wegbegleiter" für dieses Praxisbuch.

Kinder entwickeln sich fortlaufend in, durch und mit ihre(n) Umwelten. Sie wollen mit einbezogen sein im Alltag und in das Leben. Sie wollen Aufgaben aus dem Geschehen um sie herum übernehmen. Sich einbringen können und sich zugleich in sozialen Systemen einbezogen vorzufinden, birgt neben Freude auch das Erleben, selbstwirksam sein zu können (Bandura, 1979). Kinder sind dabei je nach Alter und Kontext mehr oder weniger stark auf die vorhandenen Möglichkeiten ihrer direkten und unmittelbaren Umgebung angewiesen, um Handlungsfreiheit und Möglichkeiten zu erkennen, sich darin ausleben zu können und eine stärkende, innere menschliche Entwicklung zu durchleben (Flammer, 2017). Baum & Law (1998) gehen davon aus, dass sich Menschen durch ein „einbezogen sein und durch Betätigung" (weiter-)entwickeln und dadurch ihre Gesundheit erhalten können.

Dabei steht Gesundheit als Terminus nicht nur für das Freisein von Krankheit und Gebrechen, sondern auch für einen Zustand völligen psychischen, physischen und sozialen Wohlbefindens (WHO, 1948). Wohlbefinden und das Gefühl von Lebensqualität kann als ein komplexes multidimensionales und dynamisches Konstrukt (Pollard & Lee, 2003) angesehen werden, das sich durch die eigene Interpretation von Reizen und Begebenheiten aus der den Menschen umgebenden Umwelt zusammensetzt. Ohne Frage erweitern sich also die Handlungsspielräume und entsprechenden Repertoires von Kindern auch in deren jeweiligen Lebensphasen und -welten.

Kleinkinder haben noch weniger Betätigungen und Betätigungsfelder als Schulkinder, Jugendliche oder junge Erwachsene. Beobachtbar ist, dass Kinder durch das Erlernen von Abläufen Betätigungen im Alltag übernehmen und zugleich an diesen wachsen und lernen, sie zu meistern. Mit der Erfahrung, Betätigungsherausforderungen meistern zu können, geht der Aufbau einer positiven Betätigungsidentität einher – verknüpft mit dem Erleben der Kompetenz, in bedeutungsvollen Lebensbereichen Betätigungspartizipation zu erfahren (Kielhofner, 2008; Taylor et al., 2017).

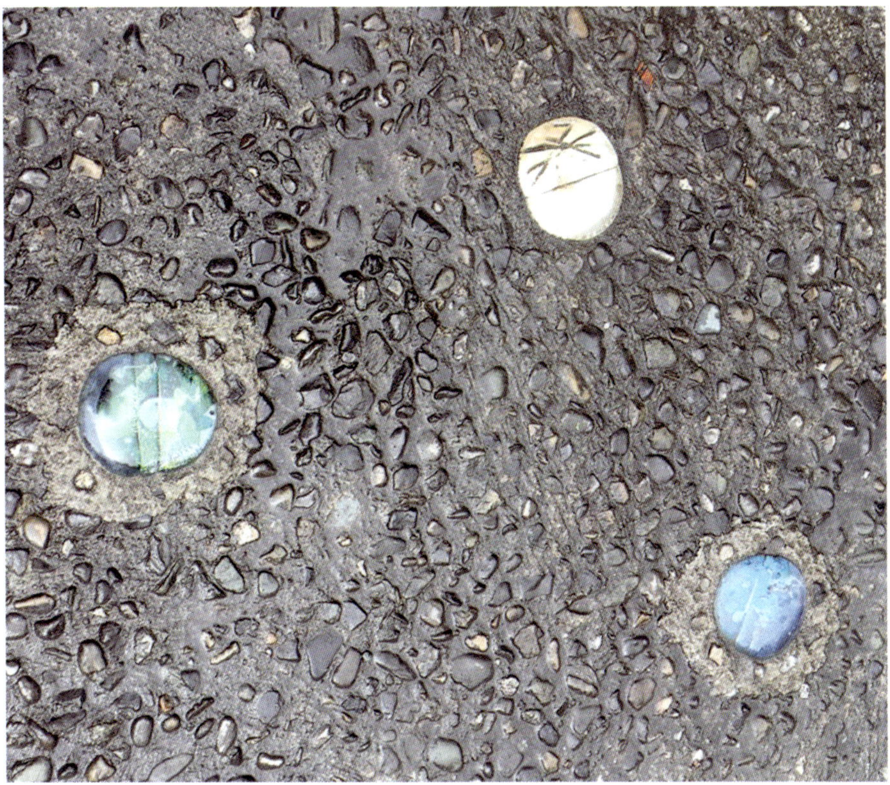

Abbildung 24: Funkelnde Steine im Straßenverlauf

„Alles ist im Entstehen, alles ist Kindheit.“

(Ralph Waldo Emerson, 1803–1882)

Die ergotherapeutischen Interventionsmöglichkeiten erfolgen individuell und einzigartig in Abstimmung mit dem Gegenüber, mit den zugehörigen Eltern und weiteren bedeutsamen Bezugspersonen des Kindes. Nehmen wir als Beispiel ein fünfjähriges Kind mit Cerebralparese. Was ist bedeutsam für dieses individuelle und einzigartige Kind? Vielleicht würde sich das Kind gerne den selbstständigen Toilettengang erarbeiten, um größtmögliche Autonomie zu erlangen und um weniger abhängig in diesem sensiblen und intimen Bereich zu sein. Vielleicht würde es auch gern wie die Nachbarskinder im Sandkasten mitbuddeln, ohne die Kraft oder die posturale Kontrolle zu verlieren. Wir wissen es nicht. Es gilt, zuerst das Kind kennenzulernen, in Beziehung zu kommen und dann gemeinsam herauszuarbeiten, was wirklich bedeutsam für das Kind ist, und was das Kind motiviert, sich gemeinsam mit der ErgotherapeutIn auf den Weg zu machen. ErgotherapeutInnen wollen und können teilhaben an der Entdeckung von Bedeutsamkeit und Zukunftsvisionen unseres Gegenübers. Wir ermutigen gegebenenfalls und zeigen an konkreten Handlungssituationen Möglichkeiten auf, so dass Menschen mit denen wir arbeiten, an sich und ihre weitere Entwicklung glauben, und sich in ihrer Handlungsmotivation, Veränderungen in ihrem Leben vornehmen zu wollen und zu können, bestätigt fühlen.

> **„It is assumed that the human being has a need for existence (being), for extending their existence in the present (becoming) and for feeling that their existence is part of something bigger than themselves (belonging) and all these needs are met through doing.“**
>
> *(Yazdani et al., 2017)*

„Ich kann freilich nicht sagen, ob es besser wird, wenn es anders wird. Aber soviel kann ich sagen: Es muss anders werden, wenn es besser werden soll!“

(Georg Christoph Lichtenberg, 1742–1799)

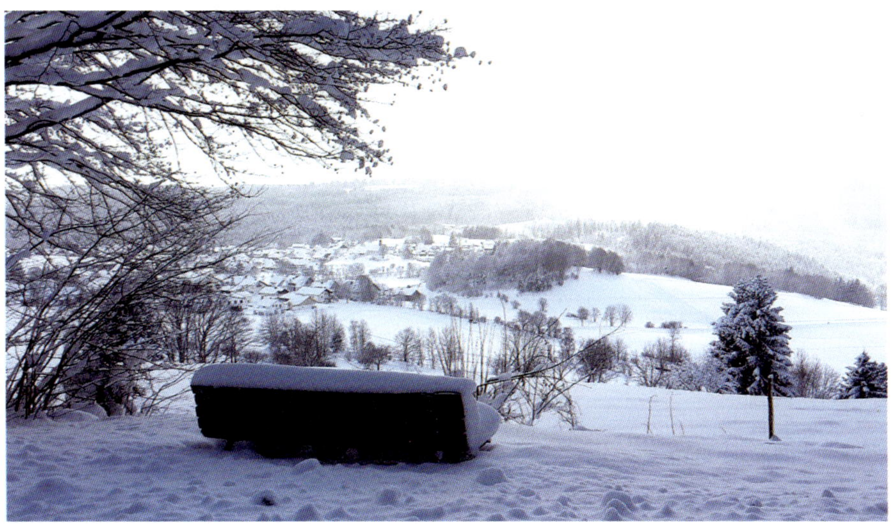

Abbildung 25: Ziel im Blick

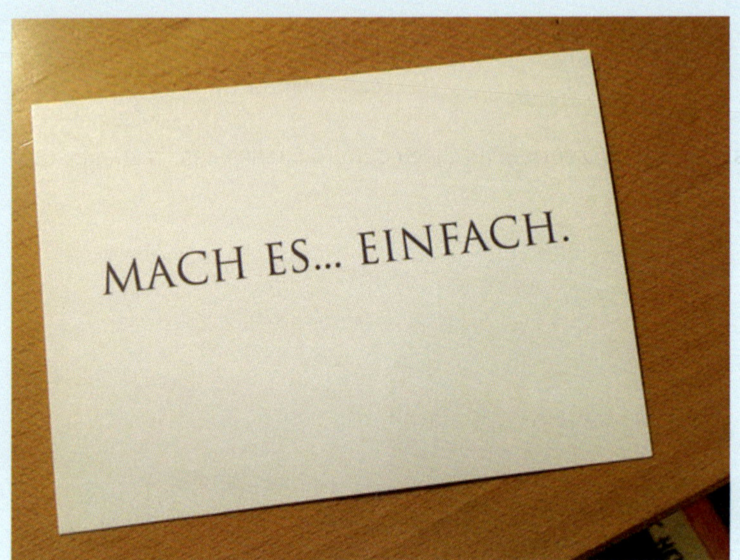

Abbildung 26: Mach es … einfach

Doing, Being, Becoming und Belonging

Die folgenden Kapitel sind den vier Betätigungsdimensionen *Doing, Being, Becoming, Belonging* gewidmet, um den Informations-, Reflexions- und Transferprozess zu *framen*. Menschen lernen formal, informell, mehrdimensional und am besten selbstbestimmt.

In diesem Prozessbuch beziehen wir uns bei den vier Dimensionen auf nachfolgende Definitionen, um eigene Reflexions- und Reasoningprozesse anzuregen und dadurch vielleicht wiederum neue Erkenntnisse zu generieren:

Doing
- steht als Mediator im Zentrum für die anderen Dimensionen (Yazdani, 2017)

Being
- Human needs for time and space just to „be“. (Wilcock, 2006)
- Occupational being (Del Fabro Smith, Suto, Chalmers)
- Being: „Who we understand ourselves to be“ at present. (Backmann, 2011)

Becoming
- A dynamic process that moves humans beyond the present. (Hitch et al., 2014)
- An extension of being when humans' need for autonomy and competence are developed further. (Yazdani, 2017)

Belonging
- Another extension of being that develops the person further in terms of having a relationship and affiliation to things, places and other people. (Yazdani, 2017)
- Is about being with, and among other things, people and places. (Yazdani, 2017)
- Is about the relationship between „me“ and my time and space. (Yazdani, 2017)

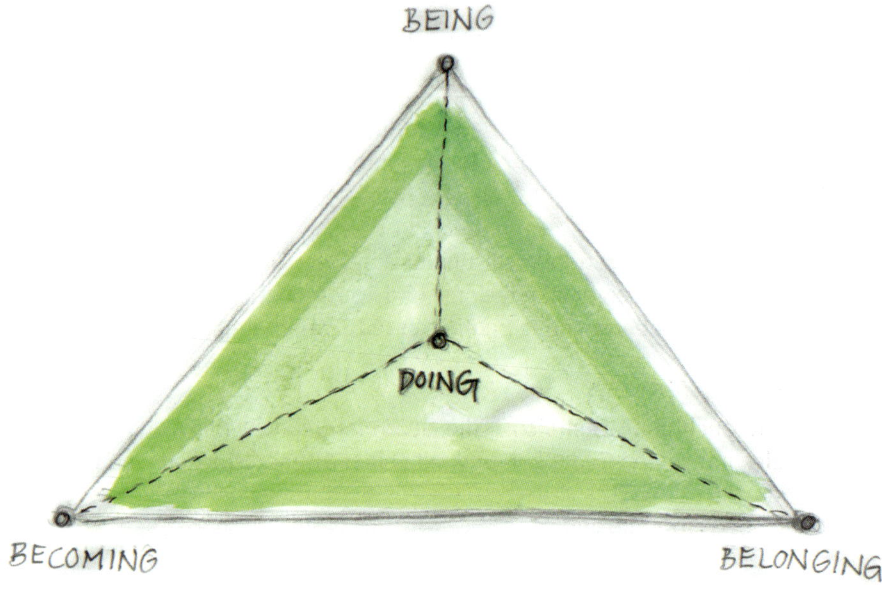

Abbildung 27: Model of Occupational Wholeness nach Yazdani, 2017 (eigene Fassung)

Die vier Dimensionen finden in dem Konzept der **Occupational Wholeness** (Yazdani, 2017) eine dynamische Entsprechung mit *Doing* als Mediator.

Das Konzept der Occupational Wholeness beschreibt, dass sich ein Mensch integriert und „ganz" fühlt, wenn es für ihn bedeutungsvolle Verbindungen von Betätigungen (*Doing*) gibt, die sein *Being, Becoming* und *Belonging* unterstützen (Yazdani, 2017). Dabei entscheidet das subjektive Erleben von *Ganzheit* oder *Integration,* inwieweit im Leben eines Menschen das *Ideal Doing* und das *Actual Doing* kongruent sind (vgl. Yazdani, 2017, S. 34).

Laut Kielhofner (2008) und Taylor et al. (2017) sind Betätigungen Teil der gewöhnlichen Abläufe im Alltag eines Menschen und werden von diesem oder von seinem System als Identitätsmerkmal wahrgenommen. Mittels Coaching als Haltung und zugehörigen *Strategies* (vgl. MOHO) gilt es, als ErgotherapeutInnen diese Merkmale bei und mit dem Gegenüber zu erkennen, zu benennen und gemeinsam mit und an diesen zu arbeiten.

Anders als Wissen für die Praxis zu generieren, ging schon der französische Philosoph und Publizist Jean Paul Sartre (1905–1980) davon aus, dass diese Welt für Menschen nur durch eine gezielte Auseinandersetzung mit ihr zu verstehen ist. Wissen über die Welt entsteht durch aktives Tun im jeweiligen Kontext und ist in diesem zu verstehen (Kielhofner, 2008). In seinem *Model of Human Occupation*

(MOHO) beschreibt Kielhofner (2008) mit seinen Ausführungen zu *Occupational Skills, Occupational Performance* und *Occupational Participation* drei Ebenen des Tuns. Die Partizipation wird von der individuell-eigenen Volition, Habituation und der Betätigungskapazität der Umwelt beeinflusst (de las Heras dePablo, Fan & Kielhofner [posthum], 2017).

Die Betätigungsperformanz hingegen umfasst mehrere kleinere Anteile des Tuns. Wenn diese Anteile des Tuns wiederkehrend im praktischen Alltag erfolgen, wird sich dadurch eine gewisse Routine abbilden und zur Gewohnheit übergehen (de las Heras de Pablo et al., 2017). Diese kleinen Anteile der Betätigungsperformanz finden immer in einer bestimmten sozialen oder physischen Umwelt statt, die im besten Fall unterstützend wirkt. Wenn also unser Gegenüber im *Tun* ist, werden diese Anteile auch im Außen sicht- und beobachtbar. Derjenige, der im *Tun* ist kann zugleich mit seinen Gedanken und mit seiner Aufmerksamkeit weit weg vom eigentlichen Ort des Geschehen sein. Im ergotherapeutischen Coaching können wir mittels spezifischer Fragetechniken dazu beitragen, dass sich das Gegenüber mehr über Ausrichtung und Inhalte seiner Aufmerksamkeit bewusst wird und sich mit sich selbst, seiner/n Rolle/n und seiner unmittelbaren Umwelt im Jetzt und Hier auseinandersetzt.

Gehen wir davon aus, dass Menschen, die zur Ergotherapie kommen, entweder einen inneren Leidens- oder einen äußeren sozioökonomischen Druck verspüren, etwas ändern zu wollen, zu sollen oder zu müssen, dann stellt sich die Frage, was Kinder, Eltern und Familiensysteme dazu bringt, an sich zu arbeiten, um gesundheitsfördernde Veränderungen vorzunehmen.

> ***„Change ordinarily occurs across a continuum from exploration to competence to achievement."***
>
> *(Reilly, 1974 in Taylor et al., 2017, S. 146)*

ErgotherapeutInnen als Coaches können *ZeugInnen* der individuellen Lebensgeschichte sein. Sie können Zugänge zu bedeutsamen Betätigungen in Vergangenheit, Gegenwart und Zukunft schaffen.

Ziele und Zielebenen

Im ergotherapeutischen Coaching können wir den Prozess bereichern, wenn wir die Beziehungsqualität und die daraus und dadurch entstehenden, erweiterten Möglichkeiten, Lösungen und Energien nutzen, um unterschiedliche Zielebenen (siehe MOHO: *Skills – Performance – Participation*) für Kind, Eltern und Familie zugänglich zu machen.

Die ergotherapeutische Coachingbeziehung verfolgt auf Seiten der ErgotherapeutIn das Ziel, die „passendste (fit)" und „stimmigste (resonance)" Prozessbegleitung anzubieten, die zum Zeitpunkt der Intervention für jeweils beide Seiten bzw. alle am Prozess Beteiligten möglich ist.

Auf Seiten der ErgotherapeutIn bedeutet dies, eigenes Wissen und Können zur Verfügung zu stellen, in der Beziehungs- und Prozessgestaltung transparent und zugänglich zu machen und mit all dem *ganz da*, präsent zu sein.

Ziel(e) und Prozess

Kinder sind in ihrer jungen Lebensphase noch viel *ganzheitlicher* und *unmittelbarer* präsent. Sie spüren häufig sehr schnell und präzise, ob sie sich in einer authentischen Beziehung vorfinden oder nicht. Kinder fordern einen auf, die eigene Authentizität zu überprüfen und sich *sicht- und spürbar* zu machen – wenn es darum geht mit ihnen die für sie *wirklich bedeutsamen Ziele* zu erfassen und vor allem sie überhaupt zu erfahren.

Coachingziele

Spielen wir mit dem Begriff „Ziel" wie ein Kind, das exploriert ...

Laut dem Duden [...] ist ein Ziel

- *„eine Festsetzung, eine Bestimmung dessen, was erreicht werden soll; ein Plan; ein Vorhaben, eine Absicht".*

Wie machen Kinder das? Und ... machen Kinder das? Wonach richten sie Ziele aus? Was sind die Bedingungen, damit Kinder für sich bedeutsame Ziele setzen können? Was macht ein Ziel für ein Kind *bedeutsam*?

- *... eine Festsetzung: Es wird eine Entscheidung getroffen. Dies bedarf ein Eingrenzen des Entscheidungsspielraums, die Fähigkeit und die Sicherheit zu priorisieren, sich für etwas entscheiden zu können und somit auch etwas ausschließen zu können.*

– *... eine Bestimmung: Beinhaltet „Stimme", etwas kommt zu Wort* → *„Don't tell, ask!* (Strebel, Sulzmann, 2005), *etwas wird ausgesprochen, das zukunftsgerichtet ist und zugleich durch das „be-stimmen" schon jetzt durch Stimme und Wort „da" ist.*

Die leiblich-körperliche Anwesenheit aller Beteiligten, die für die Zielsetzung notwendig sind, ist erforderlich für den Klärungsprozess und die Bestimmung der Zielebenen und des Zieles (individuelles Ziel des Kindes, Mutter, Vater etc., Familienziel. Bei MOHO z. B. Ebene der Partizipation, Performance oder Skills).

– *... ein Plan beinhaltet Ideen dazu, wie man vorgehen will, welche Handlungsschritte man gehen muss und was es konkret zu tun gibt.*

– *... ein Vorhaben impliziert Bedürfnisse, Ausrichtung und Fokus. Die Motivation zur Bedürfniserfüllung.*

– *... eine Absicht impliziert bewusstes und willentliches Verfolgen von etwas, das in Sicht und im Fokus ist.*

Zielsetzung im ergotherapeutischen Coaching mit Familien

1. **Gemeinsam Ziele setzen: Reflexions- und Positionsfragen vor dem Prozess**
   - *Verstehe ich die gemeinsame Zielerarbeitung als ergotherapeutische Intervention?*
   - *„Set up the System": Nutze ich den narrativen Zugang und Storytelling?*
   - *Unterscheide ich zwischen der Geschichte des Kindes und der Geschichte mit dem Kind?*
   - *Bin ich von der integrativen Kraft von Zielen überzeugt?*
   - *Bin ich von der transformativen Kraft von Zielen überzeugt?*

2. **Gemeinsam Ziele setzen: Leitfragen für den Prozess**
   - *Was sind Voraussetzungen für Ziele?*
   - *Auf welchen Ebenen können Ziele formuliert werden?*
   - *Auf welcher Ebene ist das Ziel wirksam?*
   - *Wo bewegen wir uns gerade? Wie heißt das Feld (vgl. Scharmer, 2009)?*

Coachingziele in der Ergotherapie

Ziele können verschiedene Ebenen und Dimensionen haben. Coaching beinhaltet als Prozessbegleitung, eine Art „inneren Raum" anzubieten und diesen *offen* und *beweglich* für den gemeinsamen Prozess mit dem Kind / den Eltern und / oder anderen bedeutsamen Bezugspersonen zu halten.
Diese Art „innerer Raum" entsteht durch Anerkennung von Allparteilichkeit, Gleichzeitigkeit, Absichtslosigkeit und Lösungslosigkeit.
Diese Haltung wiederum dient in der Coachingintervention dazu, mögliche transformative Prozesse auf der Ebene der Betätigungsidentität, mit Auswirkungen auf die Betätigungspartizipation, Betätigungsperformanz und die Betätigungsskills zu unterstützen.

> ***„... dass der Erfolg einer Intervention von der inneren Verfassung des Intervenierenden abhängt."***
>
> *(Scharmer, 2009, S. 29)*

„Sowohl als auch"
Zieldimensionen und integrierende Prozesse

Costa (vgl. 2016, S. 153) beschreibt *Ziele als Brücken in der Zeit: Vergangenheit, Gegenwart und Zukunft*. In der Arbeit mit Kindern und ihren Familien / Bezugspersonen stehen uns viele unterschiedliche Werkzeuge zur Verfügung, um gemeinsam mit den Kindern und Familien *Brücken zu bauen*: Einige davon werden auf den folgenden Seiten in der praktischen Anwendung vorgestellt.

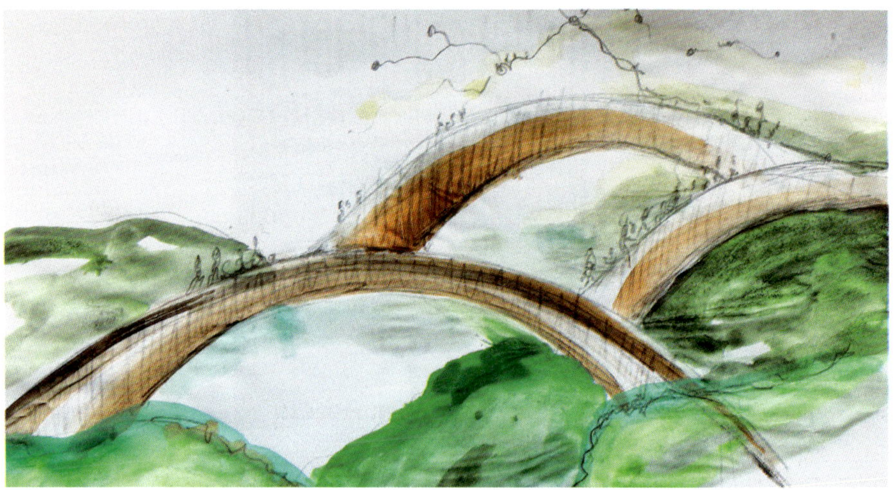

Abbildung 28: Brücken bauen

Sie können als *Werkzeuge* dienen, um gemeinsam *Brücken zu schlagen*, in die eigene, individuelle Vergangenheit und Zukunft. Um Generationen, Menschen und Kulturen in Verbindung zu bringen ... und zugleich die Bedeutsamkeit der Teilhabe im und am Alltag zu unterstützen.

Beispiel: Zielfindung im Coachingprozess mit den Kids Activity Cards (Büscher, Mester & Wilbers, 2. Auflage, 2012)

Das Material, das durch die gemeinsame Bachelorarbeit der Kolleginnen Büscher, Mester & Wilbers an der Zuyd Hogeschool, Niederlande entstand, wurde ursprünglich für sechs- bis zehnjährige Kinder mit expressiven Sprachstörungen entwickelt. Die Bildkarten, die Kinder dabei unterstützen, ihre Betätigungsanliegen trotz Interaktions- und/oder Kommunikationsschwierigkeiten mitteilen zu können, können auch diagnoseunabhängig eingesetzt werden. Durch ihre Aufbereitung haben sie einen „motivierenden Charakter und fördern die Konzentration und Ausdauer bei der Durchführung des COPM" (https://www.schulz-kirchner.de/buecher/ergotherapie/paediatrie/kids-activity-cards.html). Durch den Einsatz der Karten können neben den Schwierigkeiten bei ausgewählten Alltagsaktivitäten auch die Ressourcen und Stärken der Kinder herausgestellt werden. So wird durch das Material ein klientenzentriertes Arbeiten möglich, bei dem gemeinsam Ziele und Betätigungsanliegen erarbeitet und formuliert werden können.

Ein Beispiel aus der Praxis

K. ist neun Jahre alt und hat die Diagnose F90.1 (Hyperkinetische Störung des Sozialverhaltens). Seine Mutter und sein großer Bruder begleiten ihn zum Erstgespräch. K. scheint nicht sonderlich an mir und den Praxisräumen interessiert zu sein, sein

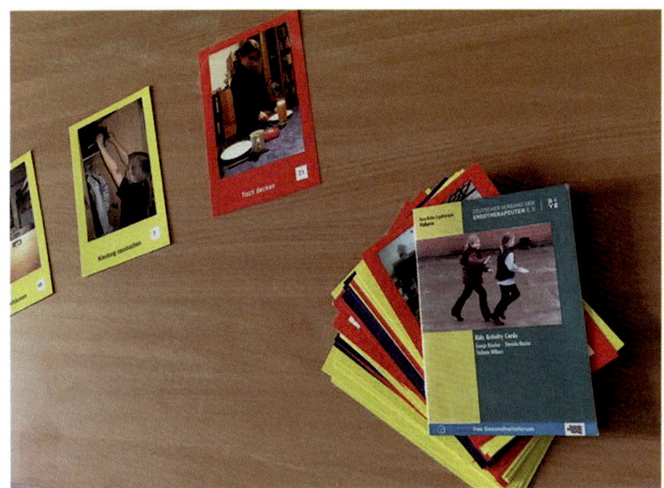

Abbildung 29: Die Kids Activity Cards im Einsatz

Blick schweift umher. Seine Mutter übernimmt das Reden. K. ziehe sich immer weiter zurück, habe kaum noch Interesse an Interaktionen mit den Menschen in seinem Umfeld. Selbst die Alltagsaktionen fielen ihm vermehrt schwer und er fiele auch in der Schule auf. Er sei immer der Letzte, der angezogen wäre und im Hort lenke er andere Mitschüler von den Hausaufgaben ab. Seine Mutter sagt, sie sehe die Ursache der Probleme in seinen schlechten Deutschkenntnissen. Sein Bruder fällt der Mutter fast ins Wort und ergänzt, dass er auch schlecht Französisch (Hauptsprache zu Hause) spreche. K. sucht mittlerweile immer wieder aktiv den Blickkontakt mit mir und ich beschließe, mich in unsere therapeutische Beziehung unter Einsatz der *Kids Activity Cards* einzubringen. Von den Karten erhoffe ich den notwendigen Motivationsimpuls, da ich K. mit einer einfachen Geste (auf die Karten zeigen) die Kommunikation anbiete, um ein Vertrauen in die entstehende Beziehung zu bestärken. Anfangs ist es schwer für ihn, sich auf die Karten einzulassen. Als er jedoch wahrnimmt, dass es um ihn geht und um das, was er gut kann – und nicht nur um das, was schwierig für ihn ist – fängt er an sich reger zu beteiligen ... die Voraussetzung für ein gegenseitiges Kennenlernen ist gelegt ... er möchte nächste Woche wiederkommen ...

Beispiel: Zielfindung im Coachingprozess mit dem Child Occupational Self Assessment – COSA Version 2.2 von Kramer, ten Velden, Kafkes, Basu, Federico & Kielhofner, 2014

Das *Child Occupational Assessment,* kurz *COSA,* das auf Basis des Model of Human Occupation (Kielhofner, 2008) entstanden ist, wurde ursprünglich entwickelt, um Kindern und Jugendlichen zwischen acht und dreizehn Jahren die Möglichkeit zu geben, ihre Kompetenzen bei der Durchführung von Alltagsaktivitäten, sowie deren subjektive Wichtigkeit und Bedeutung zu erfassen. Die deutschsprachige Version von Pätzold, Wolf, Hörning & Hoven (2005, 2008) wurde um einen *COSA-Elternfragebogen* und einen Leitfaden für das gemeinsame Gespräch mit der Familie ergänzt, um auch diese in die Zielfindung aktiv mit einzubeziehen.

Ein Beispiel aus der Praxis

N. kommt in Begleitung ihrer Mutter wegen hoher Alltagsbelastungen. Aufgrund einer komplexen syndromalen Erkrankung hat N. einen hohen Pflegebedarf. Die pflegerischen Leistungen sollen reduziert werden. Ihre Mutter führt die meisten Pflegeleistungen alleine aus und ist sehr unter Druck. Medizinische Leistungen sind minutiös in ihrem Alltag erfasst und organisiert. N. ist elf Jahre alt. Sie spricht fast nichts, obwohl sie es könnte. Ich versuche, ihr Raum zu schaffen und ein evidenzbasiertes Medium einzusetzen, das einen anderen Fokus setzen kann und Mutter und Kind anhand konkreter Betätigungen in ein konstruktives Gespräch bringen kann, weg von medizinischen Inhalten. Beide, N. und ihre Mutter, füllen unabhängig voneinander das *COSA* aus – und die Mutter ist erstaunt über die Angaben ihrer Tochter und welche Alltagsbetätigungen für sie relevant sind. Es entsteht ein Gespräch, von dem die Mutter mir später rückmeldet, dass ihr aufgefallen ist, dass sie ihrer Tochter schon lange keine Fragen mehr zu ihrem Lebensgefühl und ihren Bedürfnissen jenseits ihrer „Körperfunktionen" gestellt hat …

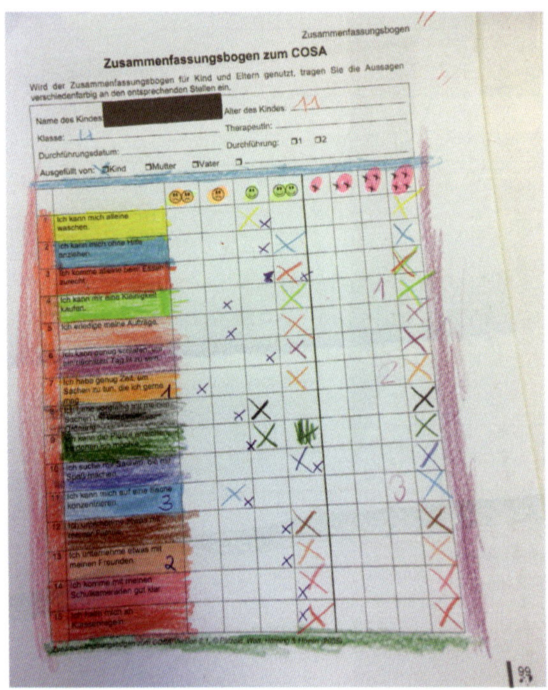

Zusammenfassungsbogen

Zusammenfassungsbogen zum COSA

Wird der Zusammenfassungsbogen für Kind und Eltern genutzt, tragen Sie die Aussagen verschiedenfarbig an den entsprechenden Stellen ein.

Name des Kindes: ___ Alter des Kindes: 11

Klasse: ___ Therapeutin: ___

Durchführungsdatum: ___ Durchführung: ❏1 ❏2

Ausgefüllt von: ❏Kind ❏Mutter ❏Vater ❏ ___

1 Ich kann mich alleine waschen.

2 Ich kann mich ohne Hilfe anziehen.

3 … zurecht.

4 Ich kann mir eine Kleinigkeit kaufen.

5 Ich erledige meine Aufträge.

6 …

7 Ich habe genug Zeit, um Sachen zu tun, die ich gerne mag.

8 …

9 …

10 Ich suche mir Sachen, die mir Spaß machen.

11 Ich kann mich auf eine Sache konzentrieren.

12 …

13 Ich unternehme etwas mit meinen Freunden.

14 Ich komme mit meinen Schulkameraden gut klar.

15 …

Abbildung 30: COSA-Beispiel aus der eigenen pädiatrischen Praxis der Autorinnen

Beispiel: Zielfindung im Coachingprozess mittels Goal Attainment Scaling (GAS, Kiresuk & Sherman, 1968)

Das *Goal Attainment Scaling* wurde ursprünglich von Thomas Kiresuk und Robert Sherman (1968) im Bereich der Klinischen Psychologie entwickelt.

Als standardisiertes Instrument sollen Behandlungsziele gemeinsam mit dem Patienten formuliert werden, um diesen für den eigentlichen Behandlungsprozess zu motivieren und ihn aktiv in diesen Prozess mit einzubeziehen.

In der pädiatrischen Ergotherapie hat sich dieses Assessment bewährt, wenn es darum geht, partizipative Zielsetzungen und Nuancen der Zielerreichung mit allen am Interventionsprozess Beteiligten zu formulieren. Die *GAS* kann auch prozessbegleitend genutzt werden. Ziele können als Zwischenziele formuliert werden, und die Planungs- wie auch die Prozessqualität werden transparent abgebildet.

Ein Beispiel aus der Praxis
F. soll zu mir in die Praxis kommen. Ihre Mutter ruft hektisch und aufgebracht in der Praxis an. F. könne sich nicht konzentrieren, lerne in der Schule wenig und in der Hausaufgabenbetreuung sei gerade „die Hölle“ los, da F. die Hausaufgabensituation verweigere und ihre Impulse nicht kontrollieren könne. Die Betreuerin habe

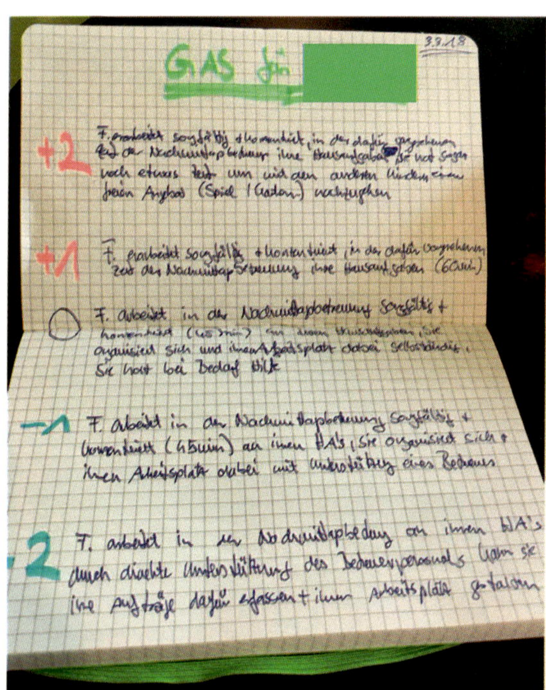

Abbildung 31: GAS eigenes praktisches Beispiel

der Mutter Ergotherapie empfohlen. Ich lade F. und die Mutter zum Erstgespräch ein, die Mutter bringt ein Rezept mit 10 Einheiten mit. Ich erlebe die Mutter als sehr präsent, F. dagegen spüre ich im Kontakt wenig. Ich versuche die Perspektiven von F. zu erfassen und bitte die Mutter, sich etwas zurückzunehmen, um F. Raum zum Nachdenken und Aussprechen ihrer Gedanken zu geben. Es kommt ... viel Unmut ... viel Unsicherheit ... vieles, was zur Sprache gebracht werden kann. Mir fehlen die Struktur und Zuordnung. Ich frage bei F. nach, wie es ihr geht mit dem „Vielen, Strukturlosen". Sie gibt an, vor lauter Schwierigkeiten nicht zu wissen, wo sie anfangen soll.

Im gemeinsamen Gespräch mit ihr versuche ich, drei Bereiche herauszuarbeiten, die Ziele anbieten. Da F. noch nicht in der Lage ist, ein konkretes Ziel für sich zu benennen, biete ich die Formulierung von Zieldimensionen mittels *GAS* an. F. und ich fassen gemeinsam zusammen, die Mutter hört zu und signalisiert mit Kopfnicken ihr Commitment, das ich später nochmal von der Mutter verbalisieren lasse, damit auch F. dies wahrnehmen kann.

Beispiel: Zielfindung im Coachingprozess mittels Pediatric Efficiacy Goal System (PEGS*)

„Das PEGS wurde ursprünglich entwickelt, um Kindern mit Einschränkungen eine Möglichkeit zu geben, ihre Selbstwahrnehmung hinsichtlich ihrer Handlungskompetenz ausdrücken und darauf aufbauend Therapieziele definieren zu können." (http://eprints.hta.lbg.ac.at/1092/1/DSD 96.pdf)

Dieses Kind kann sich gut und rasch anziehen.
Dieses Kind braucht länger beim Anziehen und findet es manchmal schwierig.

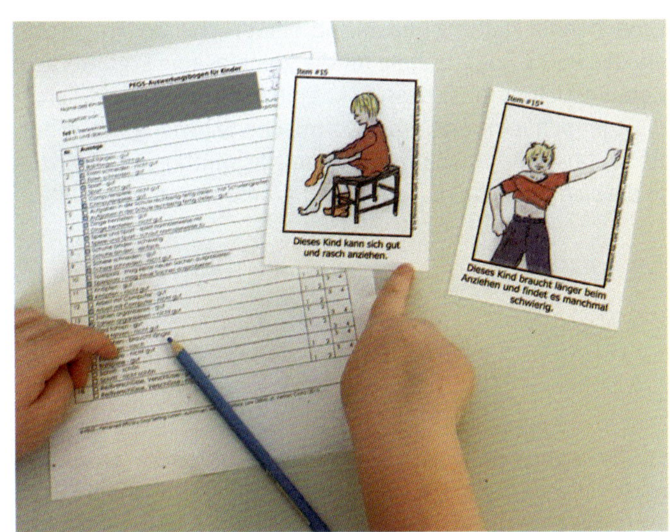

Abbildung 32: AG PEGS eigenes Beispiel

Dabei werden grob- und feinmotorische Kompetenzen nicht objektiv bewertet, sondern es steht die subjektive Einschätzung der Partizipation des befragten Kindes im Vordergrund. Mittels Bildkarten, auf denen verschiedene Alltagsaktivitäten abgebildet sind, wird das Kind gebeten, sich selbst einzuschätzen. Danach kann das Kind bis zu vier Aktivitäten auswählen, in deren Ausführung sich das Kind positiv verändern / verbessern möchte. Ob das Kind auch von seinem Umfeld entsprechend der Aktivitäten wahrgenommen wird, kann anhand von Fragebögen für die Eltern / Bezugspersonen und LehrerInnen erfasst werden (http://www.canchild.ca/en/resources/48-perceived-efficiacy-and-goal-setting-pegs).

Ein Beispiel aus der Praxis

S. kommt mit ihrer Mutter zur Ergotherapie. S. sei bereits mit 5;6 Jahren eingeschult worden, da ihr, laut ihrer Mutter, im Kindergarten schon sehr langweilig war und sie lieber schon in die Schule wollte. Nachdem S. zwei Monate die Schule besucht hatte, begann sie sich zurückzuziehen und äußerte den Wunsch, nicht mehr in die Schule gehen zu wollen. Die Mutter musste sie jeden Morgen aufs Neue überreden, doch hinzugehen. Sie äußerte dies bei einem Arztkontakt, als die Mutter eine Krankschreibung für S. brauchte, da diese seit drei Tagen nicht mehr in die Schule zu bewegen war. Der Kinderarzt, mit dem es schon eine enge Kooperation mit der Ergotherapiepraxis gibt, überwies die Mutter mit einem Ergorezept über 10 Einheiten in unsere Praxis, um herauszufinden, was das Kind am Schulbesuch hindere und welche Bedingungen es zu einer Rückkehr in den schulischen Alltag befähigen könnte. Da sich die Schule noch nicht bzgl. eines Termins vor Ort, vor dem Erstbesuch von S. und ihrer Mutter in den Praxisräumen, rückgemeldet hatte, wählte ich aufgrund der zunehmenden Verweigerungstendenz des Kindes das Vorgehen mittels PEGS, um es zu einem gemeinsamen Prozess in eine gemeinsame Beziehung mit einem Spiel zu sich selbst einzuladen. Dieses Angebot konnte S. gut annehmen, und in coachender Haltung und mittels entsprechender Fragetechniken konnten auf Basis des PEGS-Bogens Ziele für die gemeinsame Ergotherapie formuliert werden. Es stellte sich heraus, dass S. kognitiv sehr wohl dem Schulalltag gewachsen war, sie jedoch fein- und grafomotorische Schwierigkeiten hatte, die ihr in der Schule und bei den Hausaufgaben am Nachmittag ihre Grenzen derart aufzeigten, dass sie sich dem Thema Schule nicht mehr aussetzen wollte.

* *Anmerkung zu Seite 81: Die Autoren der englischsprachigen PEGS-Version (2004) bzw. PEGS 2nd edition, 2015 sind Cheryl Missiuna, Nancy Pollock. Autorin der deutschsprachigen AG-PEGS Version ist Ursula Costa (2014).*

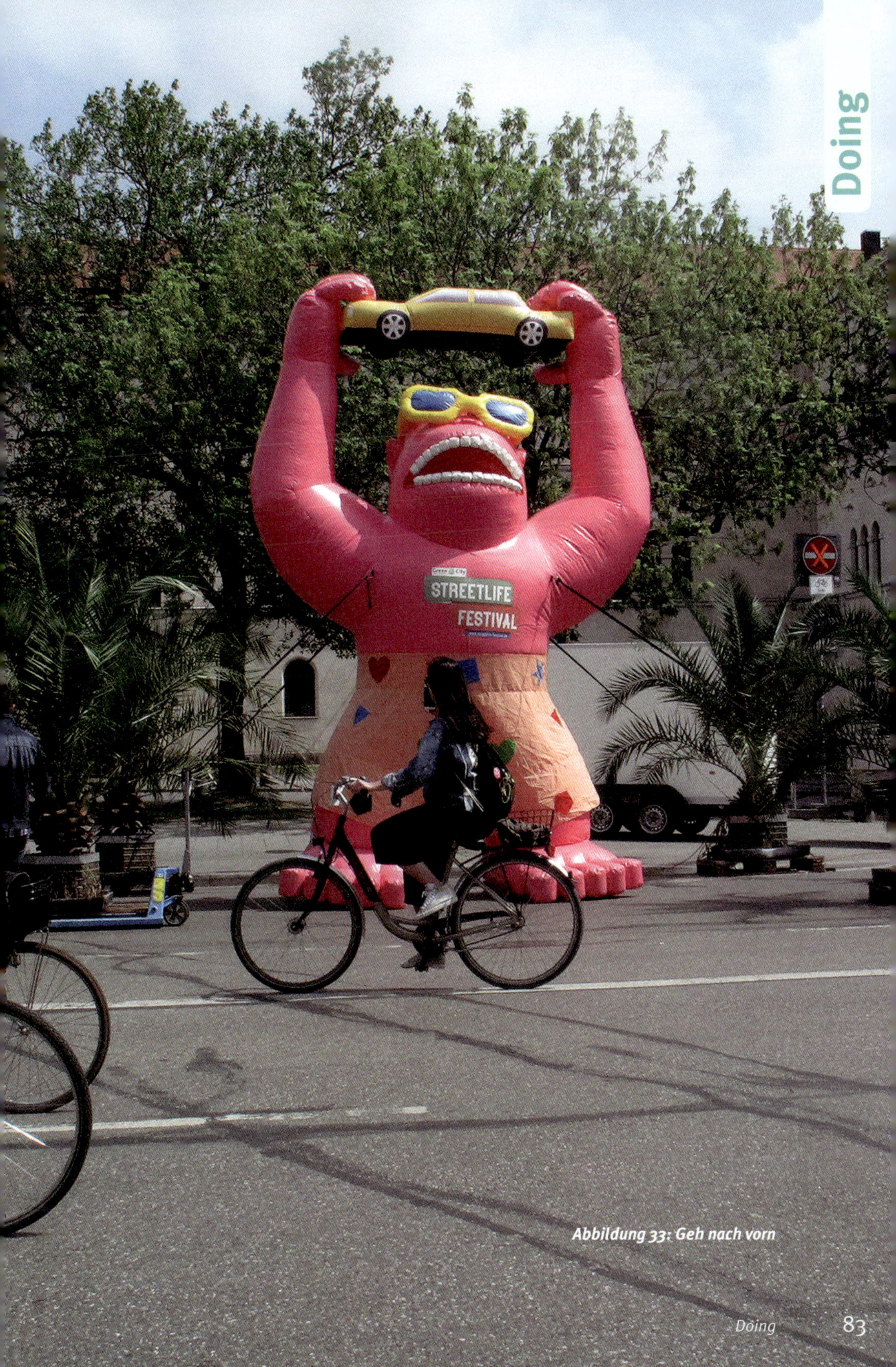

Abbildung 33: Geh nach vorn

Ziele Sammlung Eltern/LehrerInnen:

„Ich wünsche mir übergeordnet, dass L. glücklich und zufrieden ist, in der Schule und in seinem Leben, einfach."

(Vater von L.)

„Ein Ziel für K. in der Ergotherapie könnte sein, dass er seiner Unsicherheit gegenüber neuen Situationen entgegenwirkt und mutiger wird."

(Erzieherin von K.)

„Ziel ist, dass er endlich mal denkt, bevor er was einfach so macht."

(Vater von K.)

*„Wir sind hier bei Ihnen,
weil wir einfach nicht mehr können.
Unser Ziel ist, dass wir wieder wissen
was wir tun können.
Unser Alltag ist kaum noch machbar,
es ist nur noch beengt.
Das muss anders werden,
darum sind wir hier!"*

(Mutter von B.)

„Deutlich wird ein Erfolg dann, wenn wir uns nicht mehr wegen der Hausaufgaben bzw. des Nichtmachens der Hausaufgaben streiten."

(Mutter von F.)

Ziele Sammlung Kinder:

„Matschsachen anziehen können,
so schnell wie die anderen Kinder
im Kindergarten.“

(Ziel von F.)

„Ich bin hier,
weil ich nicht so gut denken kann,
ich will gut denken können.“

(Ziel von B.)

„Ich werde abends meinen Schulpack
so packen, dass ich nichts vergesse
und weiß wo was ist.“

(Ziel von L.)

„Ich möchte mir Pfannkuchen
mit Nutella beschmieren können.
Dann kann ich zwei essen oder drei,
die Mama schmiert mir nur einen
mit Nutella.“

(Ziel von E.)

„Ich will nicht mehr der Letzte sein,
der im Sportunterricht in eine Mannschaft
gewählt wird!“

(Ziel von D.)

Zielfindung im Coachingprozess mit dem Occupational Performance Coaching (OPC)

Laut Graham, Rodger & Ziviani (2009, 2015) werden Ziele im Occupational Performance Coaching in der Gegenwartsform formuliert. Sie beschreiben den gewünschten Zustand – das was Kinder tun können, anstatt das, was sie nicht tun oder nicht tun können (z. B. „Florian spielt in Ruhe Lego in seinem Zimmer", anstatt „Florian wirft nicht mit Spielsachen und streitet nicht mit seinem Bruder").

Bereits diese, auf einen gelungenen, positiven Zustand ausgerichtete Formulierung erleichtert es den Bezugspersonen, den gewünschten Zielzustand zu visualisieren und lenkt zugleich die Aufmerksamkeit auf die Hindernisse und die Ressourcen dieses Betätigungsziels.

Im Occupational Performance Coaching sind Ziele zeitlich begrenzt. Eltern / Bezugspersonen berichteten vom Erreichen selbstgesetzter Ziele innerhalb von 3 – 10 Sitzungen mit dem Occupational Performance Coachings (Graham et al., 2015).

Die Häufigkeit der Coaching-Sitzungen ist Teil der *Coaching Conversations* und bezieht sich darauf, was die Eltern / Bezugspersonen zum Zeitpunkt der Intervention am meisten dabei unterstützt, Strategien in den Alltag mit ihrem Kind zu implementieren und was der Therapeut zu diesem Zeitpunkt ermöglichen kann.

Mit Erreichen der Ziele wird die Intervention beendet, außer weitere Ziele zeichnen sich ab oder gehen aus dem Prozess hervor (Graham et al., 2015, S. 100).

Das heißt also, dass sich ErgotherapeutInnen auch über die Inhalte der anderen *Enabling Domains* (s. Tab. 2, S. 39) bewusst sein sollten, um den Prozess strukturiert und gemeinsam mit dem Gegenüber, dem Kind und seinen Eltern / Bezugspersonen zu durchlaufen.

Die Collaborative Performance Analysis (CPA), als ein Baustein in der Enabling Domain: *Information Exchange*, leitet Schritt für Schritt durch den Coachingprozess, der seine Kraft aus der Veränderung einer Wahrnehmung von Beeinträchtigungen und Hindernissen hin zu Möglichkeiten und Ressourcen zieht und diese im Betätigungsalltag der Familie verankern kann. Zugleich kann die CPA als „Leit- und Übungsstruktur" für die Umkehrung und Ausrichtung der Aufmerksamkeitsfokussierung hin zu Möglichkeiten, Fähigkeiten und Ressourcen von allen am Coachingprozess Beteiligten dienen. Im Folgenden wird ein Fallbeispiel von Graham et al. (2009) vorgestellt, um den Prozess so nah wie möglich an dem Verständnis ihrer Arbeit aufzuzeigen. Die Übersetzung in die deutsche Sprache erfolgte durch die Autorinnen dieses Buches, mit der Intention, Gedanken und Arbeit der Urheber bestmöglich zu transportieren.

An das Beispiel von Graham et al. (2009) schließt sich eine Blanko-GSA als Übungsmaterial an, die in der individuellen Praxis genutzt werden kann, um den Information Exchange nach dem Occupational Performance Coaching üben zu können.

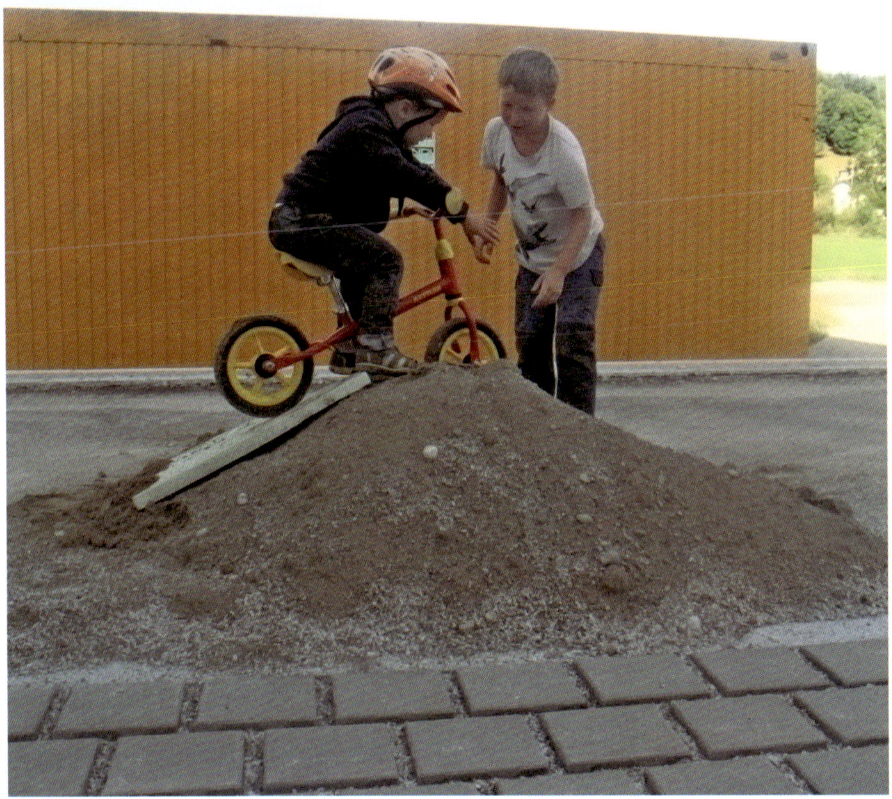

Abbildung 34: Gemeinsam

Ein Beispiel aus der Praxis: Zielsetzung mittels Collaborative Performance Analysis (CPA)

Gemeinsame Situationsanalyse (GSA) (Übersetzung der Collaborate Performance Analysis [CPA] für die deutschsprachige Praxis nach Graham et al. 2009 von Kufner & Scholz-Schwärzler (2013)		
Prozess der GSA		**Mögliche Antworten der / Fragen an die Eltern**
Was geschieht aktuell?	> **Was macht Ihr Kind?** (Sicht von Mutter / Vater / Eltern / anderer Bezugspersonen?)	Unser Kind kommt an den Tisch, wenn wir es rufen. Es verschüttet normalerweise sein Getränk, da es den Becher zu nah an den Ellenbogen stellt. Es schiebt den Teller auf dem Tisch hin und her. Er verteilt das Essen über sich, den Tisch und den Boden.
	> **Was machen die Eltern / anderen Bezugspersonen?** (Sicht von Mutter / Vater / Eltern / Bezugspersonen?)	Wir rufen unser Kind zum Abendessen
	> **Wie ist das unmittelbare Umfeld?** (Hintergrund / Umfeldgestaltung?)	Zu der Tageszeit ist es stressig, und im Hintergrund sind viele Geräusche. Am Tisch sitzen alle Familienangehörigen: Auch zwei Geschwister und ein Hund ...
	> **Was haben Sie bisher schon probiert?** (Benutzte Strategien / Anpassungen)	Es werden schwere Teller genutzt und Antirutschmatten wurden gekauft. Wir haben unser Kind wiederholt vor dem Essen darum gebeten, kein Chaos zu verbreiten (nichts auf sich und auf dem Boden zu verteilen).
	> **Was genau ist das Ergebnis?** (Situationsbeschreibung)	Unser Kind braucht 30–40 Min. zum Essen, das wie oben beschrieben abläuft.
Was wollen die Eltern, dass es geschieht?	> **Idealerweise:** **Was macht Ihr Kind?** (In Bezug auf das oben benannte Ziel)	Unser Kind behält saubere Finger und benutzt das Besteck effektiv (richtig). Das Getränk bleibt im Becher und wird nicht verschüttet. Das Essen bleibt auf dem Teller bis es aufgegessen ist.
	> **Was konkret machen Sie?** (Mutter / Vater / Eltern / Bezugspersonen?)	Meine Stimme bleibt ruhig und zugleich bestimmt.
	> **Wie ist das unmittelbare Umfeld?**	Alle bleiben während des Essens am Tisch sitzen und Umfeldreize sind reduziert (z. B. offene Türen oder der umherlaufende Hund).
	> **Was genau ist das Ergebnis?** (Situationsbeschreibung)	Das Abendessen läuft ruhig ab und es ist leise genug, um sich über den bisherigen Tag zu unterhalten.

Tabelle 4: Beispiel zur CPA Collaborative Performance Analysis nach Graham et al., 2009 (in eigener Adaption)

		Mögliche Antworten der / Fragen an die Eltern
Was sind die Ressourcen & Hindernisse bei der Betätigungsdurchführung?	> **Ressourcen & Hindernisse** Bezogen auf die Aufgabe /Aktivität	Will das Kind, dass das Abendessen ruhig abläuft und die Hände frei von Essensresten bleiben?
	> **Teilschritte der Betätigung** ○ **Ressource** ○ **Hindernis** (z. B. weil wenige Teilschritte, häufige Wiederholungen etc.)	Weiß das Kind, wie es das Besteck halten muss, damit es damit adäquat umgehen kann? / wie der Teller auf der richtigen Stelle bleiben kann? / wo es die Tasse / das Getränk hinstellen soll?
	> **Reihenfolge der Betätigung** ○ **Ressource** ○ **Hindernis** (z. B. weil wenige Teilschritte, häufige Wiederholungen etc.)	Kann sich das Kind zum jetzigen Zeitpunkt gleichzeitig auf die Koordination der Tasse / des Getränks, den Teller und das Gespräch konzentrieren?
	> **Ressourcen & Hindernisse** Bezogen auf das Umfeld	Bietet die Anordnung der Stühle / des Tisches genügend Unterstützung für das Kind?
	> **Raum und Gegenstände** ○ **Ressource** ○ **Hindernis** (z. B. weil reizreduziert, übersichtlich, chaotisch, unübersichtlich etc.)	Was würde Ihnen helfen, damit Ihre Stimme ruhig aber bestimmt bleiben kann?
	> **Personen** ○ **Ressource** ○ **Hindernis** (z. B. anwesende Geschwister etc.)	
Welchen Unterstützungsbedarf haben die Eltern (Bezugspersonen), um Veränderungen vornehmen zu können?	**Interpretation** ○	Was, vermuten die Eltern, hindert das Kind daran, dass das Abendessen möglichst geordnet ablaufen kann? Die motorischen Fertigkeiten? Mangelnde Motivation? Zu viele Informationen auf einmal (Reizüberflutung)?
	Motivation ○	Wollen / können sich die Eltern eine neue Abfolge / andere Strukturierung des Abendessens vorstellen?
	Lernbedarf ○	Was wissen die Eltern über andere Möglichkeiten, das Kind während des Abendessens zu lenken / leiten?
	Bedarfsanalyse am:	**Schwerpunkte:** siehe Extrablatt

Tabelle 4: Fortsetzung

Ein Beispiel für die Praxis: Zielsetzung mittels Collaborative Performance Analysis (CPA) als Blankovorlage

Gemeinsame Situationsanalyse (GSA) (Übersetzung der Collaborate Performance Analysis (CPA) für die deutschsprachige Praxis nach Graham et al. 2009 von Kufner & Scholz-Schwärzler, 2013)		
Prozess der GSA		**Mögliche Antworten der/ Fragen an die Eltern**
Was geschieht aktuell?	> **Was macht Ihr Kind?** (Sicht von Mutter / Vater / Eltern/ anderer Bezugspersonen?)	
	> **Was machen die Eltern / andere Bezugspersonen?** (Sicht von Mutter / Vater / Eltern / Bezugspersonen?)	
	> **Wie ist das unmittelbare Umfeld?** (Hintergrund / Umfeldgestaltung?	
	> **Was haben Sie bisher schon probiert?** (Benutzte Strategien / Anpassungen)	
	> **Was genau ist das Ergebnis?** (Situationsbeschreibung)	
Was wollen die Eltern, dass es geschieht?	> **Idealerweise:** **Was macht Ihr Kind?** (In Bezug auf das oben benannte Ziel)	
	> **Was konkret machen Sie?** **(**Mutter / Vater / Eltern / Bezugspersonen?)	
	> **Wie ist das unmittelbare Umfeld?**	
	> **Was genau ist das Ergebnis?** (Situationsbeschreibung)	

Tabelle 5: Blankobeispiel zur CPA Collaborative Performance Analysis nach Graham et al., 2009 (in eigener Adaption)

Prozess der GSA		Mögliche Antworten der / Fragen an die Eltern
Was sind die Ressourcen & Hindernisse bei der Betätigungsdurchführung?	> **Ressourcen & Hindernisse** Bezogen auf die Aufgabe / Aktivität	
	> **Teilschritte der Betätigung** ○ **Ressource** ○ **Hindernis** (z. B. weil wenige Teilschritte, häufige Wiederholungen etc.)	
	> **Reihenfolge der Betätigung** ○ **Ressource** ○ **Hindernis** (z. B. weil wenige Teilschritte, häufige Wiederholungen etc.)	
	> **Ressourcen & Hindernisse** Bezogen auf das Umfeld	
	> **Raum und Gegenstände** ○ **Ressource** ○ **Hindernis** (z. B. weil reizreduziert, übersichtlich, chaotisch, unübersichtlich etc.)	
	> **Personen** ○ **Ressource** ○ **Hindernis** (z. B. anwesende Geschwister etc.)	
Welchen Unterstützungsbedarf haben die Eltern (Bezugspersonen), um Veränderungen vornehmen zu können?	**Interpretation** ○ **Motivation** ○ **Lernbedarf** ○	
Bedarfsanalyse am:		**Schwerpunkte:**

Tabelle 5: Fortsetzung

Raum und Zeit für Reflexion

Das Occupational Performance Coaching (OPC)
Information exchange: Collaborative Performance Analysis von Graham et al., 2009

Nimm dir einen Moment Zeit, bevor du dich mit den Fragen beschäftigst.

Nimm deinen Körper bewusst wahr. Wo bist du gerade im Innen wie im Außen?

Lass deinen Atem fließen.

Wenn du soweit bist ...

1. Wie habe ich die Eltern / bedeutsamen Bezugspersonen durch die *Collaborative Performance Analysis CPA* geführt?
   Wie ist es mir damit gegangen?

2. Welche Rückmeldungen über den Prozess mit der *Collaborative Performance Analysis* habe ich von den Eltern / bedeutsamen Bezugspersonen erhalten?

Gemeinsame Situationsanalyse (GSA) (Übersetzung der Collaborate Performance Analysis [CPA] für die deutschsprachige Praxis nach Graham et al. 2009 von Kufner & Scholz-Schwärzler (2013)		
Prozess der GSA		**Mögliche Antworten der / Fragen an die Eltern**
Was geschieht aktuell?	> **Was macht Ihr Kind?** (Sicht von Mutter / Vater / Eltern / anderer Bezugspersonen?)	Unser Kind kommt an den Tisch, wenn wir es rufen. Es verschüttet normalerweise sein Getränk, da es den Becher zu nah an den Ellenbogen stellt. Es schiebt den Teller auf dem Tisch hin und her. Er verteilt das Essen über sich, den Tisch und den Boden.
	> **Was machen die Eltern / anderen Bezugspersonen?** (Sicht von Mutter / Vater / Eltern / Bezugspersonen?)	Wir rufen unser Kind zum Abendessen
	> **Wie ist das unmittelbare Umfeld?** (Hintergrund / Umfeldgestaltung?)	Zu der Tageszeit ist es stressig, und im Hintergrund sind viele Geräusche. Am Tisch sitzen alle Familienangehörigen: Auch zwei Geschwister und ein Hund ...
	> **Was haben Sie bisher schon probiert?** (Benutzte Strategien / Anpassungen)	Es werden schwere Teller genutzt und Antirutschmatten wurden gekauft. Wir haben unser Kind wiederholt vor dem Essen darum gebeten, kein Chaos zu verbreiten (nichts auf sich und auf dem Boden zu verteilen).
	> **Was genau ist das Ergebnis?** (Situationsbeschreibung)	Unser Kind braucht 30–40 Min. zum Essen, das wie oben beschrieben abläuft.
Was wollen die Eltern, dass es geschieht?	> **Idealerweise:** **Was macht Ihr Kind?** (In Bezug auf das oben benannte Ziel)	Unser Kind behält saubere Finger und benutzt das Besteck effektiv (richtig). Das Getränk bleibt im Becher und wird nicht verschüttet. Das Essen bleibt auf dem Teller bis es aufgegessen ist.
	> **Was konkret machen Sie?** (Mutter / Vater / Eltern / Bezugspersonen?)	Meine Stimme bleibt ruhig und zugleich bestimmt.
	> **Wie ist das unmittelbare Umfeld?**	Alle bleiben während des Essens am Tisch sitzen und Umfeldreize sind reduziert (z. B. offene Türen oder der umherlaufende Hund).
	> **Was genau ist das Ergebnis?** (Situationsbeschreibung)	Das Abendessen läuft ruhig ab und es ist leise genug, um sich über den bisherigen Tag zu unterhalten.

3. Was ist durch diesen Prozess möglich geworden?

„Wir können in der komplexen Risikogesellschaft nur ethisch vertretbar handeln, wenn wir den Einzelnen als Experten seiner Lebenssituation ernstnehmen."

(Melzer, 2013, S. 151)

Graham & Rodger setzten 2010 in der weiteren Ausführung zum Occupational Performance Coaching Bezüge zur Self-Determination-Theory (SDT), einer sowohl prozess- als auch inhaltsorientierten Motivationstheorie (vgl. Deci & Ryan, 2008). Die Autoren argumentieren, dass die Motivation eines Menschen in einem sehr hohen Ausmaß auf dessen Selbstbestimmung beruhe: Menschen, die über ihre Betätigungen frei entscheiden könnten, seien demnach wesentlich motivierter als diejenigen, die einer vorgegebenen Aufgabe nachkommen müssten.

Die Self-Determination Theory (SDT) betrachtet die menschliche Motivation organismisch und dialektisch. Sie untersucht den Wert persönlicher, innerer Ressourcen für die Persönlichkeitsentwicklung eines Individuums sowie für dessen Möglichkeit zur Selbstregulation.

Selbstbestimmung wird nach Deci & Ryan (2008) subjektiv empfunden, denn eine objektive Freiheit ist nicht möglich. Dieses subjektive Gefühl von Freiheit kann für die Nutzung und Weiterentwicklung von Ressourcen sehr maßgeblich sein.

Deci & Ryan (2008) gehen in ihrer Selbstbestimmungstheorie (SDT) von der Annahme aus, dass es sich bei den Bedürfnissen um universelle, psychologische Grundbedürfnisse eines jeden Menschen handelt.

Im Occupational Performance Coaching wurden diese drei psychologischen Grundbedürfnisse in den drei *Enabling Domains* hinterlegt:

- dem Strukturierten Prozess (Autonomy)
- der Emotionalen Unterstützung (Relatedness)
- dem Informationsaustausch (Competence).

„Autonomie – Soziale Eingebundenheit – Kompetenz“ in Prozess und Zielsetzung

Autonomie – Um im gemeinsamen Prozess mit Kindern / Eltern und anderen Bezugspersonen an übergeordneten Themenbereichen mit konkreten Alltagszielen arbeiten zu können, ist es bedeutsam zu verstehen, wie Autonomie, Teilhabe und Mitbestimmung bisher gelebt und verstanden wurden. Das bedeutet, Kinder und ihre Eltern zu Selbstkontrolle, Eigeninitiative, Teilhabe und Wahlmöglichkeiten bei der Selbstbestimmung bedeutsamer Ziele zu befähigen.

Mögliche Aussagen und Skripte im und für den Alltag könnten sein: „Ich habe die Wahl.“ – „Ich kann frei entscheiden.“ – „Ich kann Entscheidungen treffen.“

Soziale Eingebundenheit – bezieht sich auf das Gefühl, sich auf sichere und Geborgenheit bietende Beziehungen verlassen zu können. Dies erhöht die Bereitschaft, sich für persönlich bedeutsame und realistische Ziele verpflichten zu können, da in der Zusammenarbeit Unterstützung und Empathie statt Konfrontation, Kontrolle und Autorität betont werden.

Mögliche Aussagen und Skripte im und für den Alltag könnten sein: „Ich fühle mich verbunden.“ – „Ich fühle mich zugehörig.“ – „Ich erlebe mich eingebunden.“

Kompetenz – bedeutet, sich fähig und zuversichtlich zu fühlen, die mit dem Ziel in Verbindung stehenden Anforderungen zu meistern.

Mögliche Aussagen und Skripte im und für den Alltag könnten sein: „Ich fühle mich kompetent.“ – „Ich kann das.“ – „Ich werde es meistern.“ (Poulsen, Ziviani, & Cuskelly, 2015, S. 32).

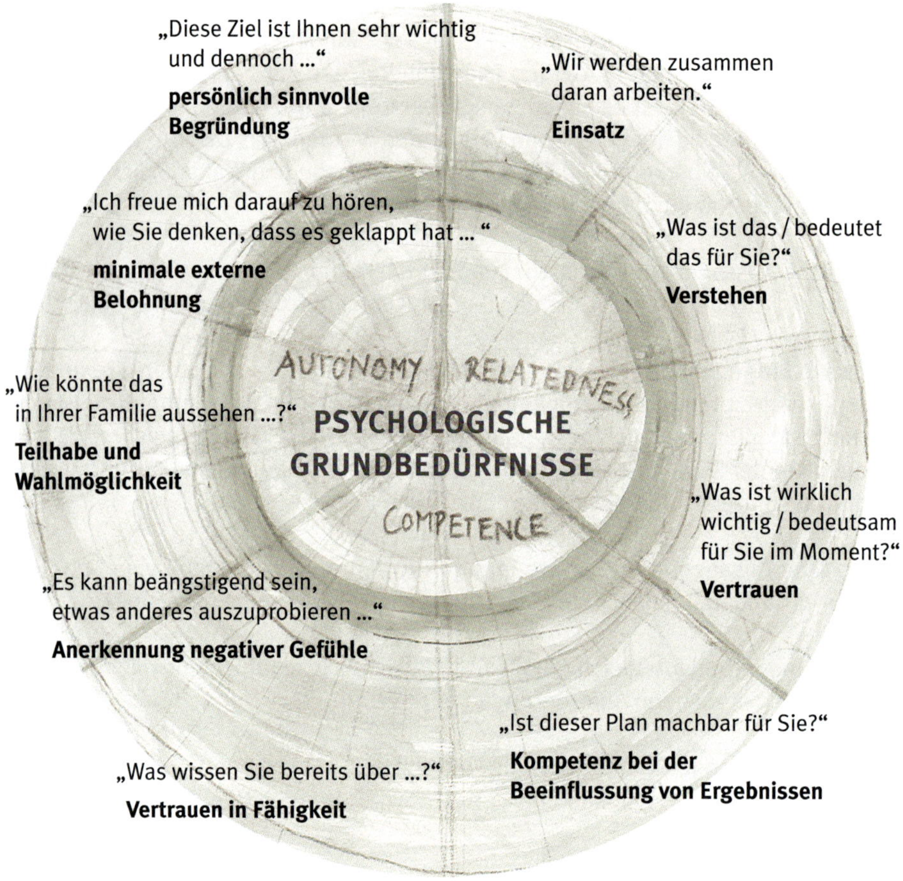

„Diese Ziel ist Ihnen sehr wichtig und dennoch ...“
persönlich sinnvolle Begründung

„Wir werden zusammen daran arbeiten.“
Einsatz

„Ich freue mich darauf zu hören, wie Sie denken, dass es geklappt hat ... “
minimale externe Belohnung

„Was ist das / bedeutet das für Sie?“
Verstehen

AUTONOMY

RELATEDNESS

„Wie könnte das in Ihrer Familie aussehen ...?“
Teilhabe und Wahlmöglichkeit

PSYCHOLOGISCHE GRUNDBEDÜRFNISSE

COMPETENCE

„Was ist wirklich wichtig / bedeutsam für Sie im Moment?“
Vertrauen

„Es kann beängstigend sein, etwas anderes auszuprobieren ...“
Anerkennung negativer Gefühle

„Ist dieser Plan machbar für Sie?“
Kompetenz bei der Beeinflussung von Ergebnissen

„Was wissen Sie bereits über ...?“
Vertrauen in Fähigkeit

Abbildung 35: Autonomie – Soziale Eingebundenheit – Kompetenz und entsprechende Fragestellungen an die Bezugspersonen (eigene Interpretation und Übersetzung nach Graham, Rodger, & Ziviani, 2015, S. 104)

Um diesen psychologischen Grundbedürfnissen nach Autonomie, sozialem Eingebundensein und Kompetenz zu entsprechen, können ErgotherapeutInnen laut Ziviani & Poulsen (2015, S. 40 ff.) in der Zusammenarbeit mit Eltern / Bezugspersonen spezifische Strategien einsetzen, um den *Engagement Process* zu erhöhen.

Die nachfolgende Tabelle 6 in Anlehnung an King & Ziviani (2015) zeigt beispielhaft die Ansatzmöglichkeiten therapeutischer Strategien im Occupational Performance Coaching auf, die an den psychologischen Grundbedürfnissen der Self-Determination-Theory orientiert sind:

Psychologische Grundbedürfnisse (SDT) Deci & Ryan (2008)	**Motivationsprozess**	**Therapeutische Strategien**
Autonomie	Bereitschaft	Unterstützung der Eltern / Bezugspersonen als Entscheidungsträger Wahlmöglichkeiten anbieten Bereitstellung von Informationen über die Bedeutung und Wirksamkeit der Intervention Sicherstellung, dass das Kind / die Eltern, die Intervention und die Gründe verstehen (klären und erklären)
Soziale Eingebundenheit	Aufgeschlossenheit	Aufbau einer kooperativen Beziehung Verständnis für die familiäre Situation Aufbau von Vertrauen Bereitstellung von Verständnis (Rückversicherung, Bestätigung) und emotionaler Unterstützung Hoffnung geben Der Familie Glaube an deren Fähigkeiten vermitteln

Tabelle 6: (in Anlehnung an King & Ziviani, 2015)

Psychologische Grundbedürfnisse (SDT) Deci & Ryan (2008)	Motivationsprozess	Therapeutische Strategien
Kompetenz	Selbstwirksamkeit	Aufgaben „takten“ um erfolgreiches Verhalten sicherzustellen Die „genau passende“ Herausforderung bereitstellen Ermutigen Mit dem Fähigkeitslevel des Klienten arbeiten

Tabelle 6: Fortsetzung

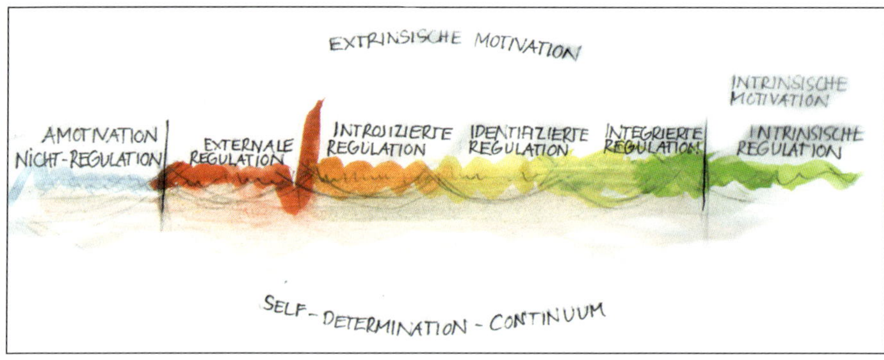

Abbildung 36: Motivationskontinuum (eigene Fassung, © Kufner 2018)

Praxisbeispiel:

Zielformulierung von Kindern in Bezug auf die Self-Determination-Theory (SDT)

Zielformulierung	SDT-Motivationsbereiche
„Nichts. Ich mach eh alles falsch, ich kann nichts richtig machen […]“	unmotiviert
„Ich sollte meine Hausaufgaben so schnell wie alle anderen aus meiner Klasse machen können.“	introjiziert bestimmt

Tabelle 7: Zielformulierung und STD Bezug (in eigener Adaption)

„Ich glaube, ich könnte jetzt ohne Stützräder Fahrradfahren lernen, Fahrradfahren macht mir Spaß, und es ist wichtig, damit ich dann selber in die Schule fahren kann."	internal bestimmt
„Ich kann ... noch nicht, aber meine Mutter sagt, ich sollte das alleine können."	external bestimmt

Tabelle 7: Fortsetzung

Raum und Zeit für Reflexion

Das Occupational Performance Coaching (OPC) nach Graham et al., 2009 und die **Self-Determination-Theory (SDT)** nach Deci & Ryan (2008)

Nimm dir einen Moment Zeit, bevor du dich mit den Fragen beschäftigst.

Nimm deinen Körper bewusst wahr. Wo bist du gerade im Innen wie im Außen?

Lass deinen Atem fließen.

Wenn du soweit bist ...

1. Welche Sätze von Kindern erinnere ich, die mir etwas über deren Motivation sagen?

____

____

____

____

____

2. Wo würde ich diese Aussagen auf dem Motivationskontinuum ansiedeln?

____

____

____

____

____

____

3. An welche Sätze von Eltern erinnere ich mich, die mir etwas über deren Motivation sagen?

4. Wo würde ich diese Aussagen auf dem Motivationskontinuum ansiedeln?

5. Zu was befähigt mich diese Erkenntnis in der Zusammenarbeit mit Familien?

Coaching, Veränderung und Lernen

Coaching ist laut Pentland (2010) „a process of change over time. [...]"; Veränderungsprozesse sind immer auch Lernprozesse. Sie können auch transformationellen Charakter haben, wenn Lernen als Übungshaltung über eine längere Zeit praktiziert und reflektiert wird.

In der Zusammenarbeit mit Kindern und ihren Eltern sowie deren bedeutsamen Bezugspersonen kann es hilfreich sein, sich zu vergegenwärtigen, dass wir es – je nach Kontext auch gleichzeitig – mit Menschen in unterschiedlichen Lebensphasen zu tun haben. Diese können im Prozess des Coaching angesprochen und begleitet werden, um die beginnenden oder bereits stattfindenden Veränderungsprozesse gesundheitsfördernd, im Sinne einer höheren Übereinstimmung oder „Passung" von Anforderungen der Lebensphase, Rollen- und Betätigungsidentität, zu unterstützen.

Um sich zunächst der Lebensphase der Eltern als Lernenden anzunähern, können wissenschaftliche Erkenntnisse hinzugezogen werden, die das Lernen im Erwachsenenalter untersucht haben. So beschrieben z. B. Malcolm Knowles et al. (1980, 1984) 5 Assumptions of Adult Learners, die es im Entwicklungsprozess eines Menschen in das Erwachsenenalter hinein und somit auch in der Zusammenarbeit mit Erwachsenen zu berücksichtigen gilt. Diese Annahmen umfassen die Veränderungen im Selbstkonzept, der Erfahrungen, der Lernbereitschaft, der Lernorientierung und der Lernmotivation.

Spätere Arbeiten von Cranton (2006, 2016) charakterisieren das Lernen im Erwachsenenalter als:

- freiwillig (voluntary)
- selbstgesteuert (self-directed)
- experimentell (experiental)
- praktisch und angewandt (practical and applied)
- kollaborativ / partizipativ (collaborative / participatory).

Relevant sind nach Cranton (2006, 2016) zudem:

- Lernerfahrung und Ressourcen (learner experiences and resources)
- Selbstkonzept der / des Lernenden (learners self concept)
- Lerngeschichte der / des Lernenden; vergangene und gegenwärtige Lernverhältnisse (learners histories, past and present and circumstances)

Zusammenfassend bedeutet dies, dass

- Erwachsene wissen müssen, warum sie etwas lernen
- Erwachsene erfahrungsbasiert lernen
- Erwachsene problemlösend lernen
- Erwachsene am besten lernen, wenn das Thema unmittelbaren Nutzen oder Wert für sie hat.

Autonomie und Selbstbestimmtheit finden sich also auch hier wieder, wenn wir Kinder, Eltern und Familien im Coachingprozess begleiten, um diese in nachhaltigen Veränderungsprozessen zu mehr Gesundheit, Wohlbefinden und Zufriedenheit zu befähigen.

Abela (2009) identifiziert vier Stufen, auf denen sich lernende Erwachsene bewegen, wenn sie sich Wissen aneignen:

1. Stufe	**2. Stufe**	**3. Stufe**	**4. Stufe**
abhängig	interessiert	beteiligt	selbstbestimmt

Coachingprozesse sind ohne eine aktive Beteiligung des Kindes, der Eltern und/oder bedeutsamer Bezugspersonen nicht möglich. Sie bewegen sich, unter Bezugnahme auf Abela (2009), auf der 3. Stufe, um Familien zu befähigen, sich auf die 4. Stufe bewegen zu können.

Coaching und Transformationales Lernen

Coachingprozesse können Menschen dazu befähigen, sich und ihr Sein und Handeln aus anderen Perspektiven zu betrachten, ihr Bewusstsein für bestehende Ressourcen und Fähigkeiten zu öffnen und positive Gegenwarts- und Zukunftsvisionen formulieren zu können. Dies kann auch mit transformativen Lernprozessen einhergehen.

Die Transformative Lerntheorie entstand in den 1970er-Jahren in den USA. Ihr bedeutendster Vertreter ist der Soziologe Jack Mezirow (1923–2014), der auch als Begründer dieser Theorie gilt. Transformatives Lernen beschreibt eine Verschiebung unserer Weltsicht, der grundlegende Veränderungen unseres Denkens, Fühlens und Handeln folgen: „It's a shift of perception and consciousness that dramatically and permanently alters our way of being in the world" (O'Sullivan, Morrell & O'Conner, 2002, S. 17). Transformationales Lernen verändert „our understanding of ourselves", unsere Beziehungen mit anderen Menschen, und die Beziehung, die wir zu unserer Welt haben, unsere Prioritäten, unseren *Sense of Purpose and Direction*.

Mike Munro Turner (2004, S. 2) beschreibt Transformationales Lernen als „Triple loop":

- Acting – changing behavior (single loop)
- Reframing – changing thinking (double loop)
- Transforming – changing perceptions (triple loop)

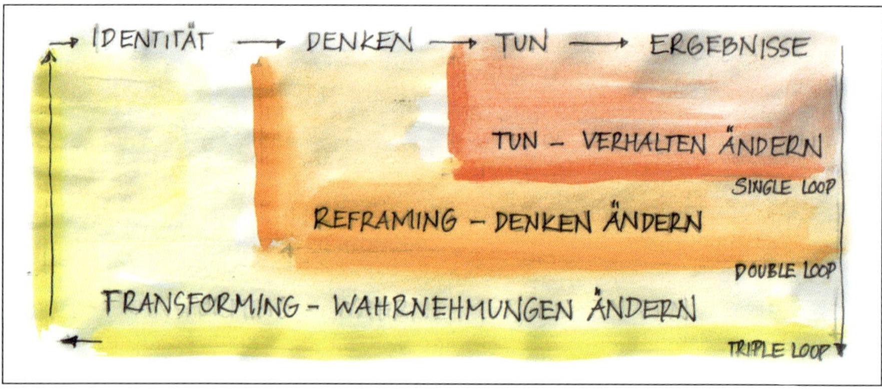

Abbildung 37: Transformationales Lernen als Triple Loop nach Turner (2004, S. 2) (in eigener Interpretation)

Zentrale Aspekte im Transformationalen Lernen umfassen folgende Konzepte, die auch als Bezugsdimensionen für ein ganzheitliches ergotherapeutisches Coaching in der Arbeit mit Kindern, ihren Familien und deren bedeutsamen Bezugspersonen hinzugezogen werden können, und von denen drei näher beschrieben werden (vgl. Turner, 2004):

- Bezugsrahmen *(Frames of References)*
- Denkgewohnheiten (Habits of mind)
- Sichtweise / Blickwinkel *(Points of view)*
- Abkehr von der traditionellen Sichtweise *(Perspective transformation)*
- Individuation *(Individuation)*

Bezugsrahmen (Frames of reference)

sind hier die Annahmen und Erwartungen, auf deren Grundlage unsere Gedanken, Gefühle und Gewohnheiten basieren. Diese können Regeln, Kriterien, Codes, Sprache, Schemata, Kultur, Ideologie, Standards und Paradigmen einschließen. Bezugsrahmen sind häufig das Ergebnis früher Sozialisation, einschließlich des Einflusses bedeutsamer Bezugspersonen – Familie, Lehrer, Peers, Mentoren. Sie wirken gewöhnlich im Unterbewusstsein, indem sie Handlungen und Vorgehensweisen leiten, denen wir wahrscheinlich folgen, außer sie werden kritisch hinterfragt.

Sichtweise / Blickwinkel (Point of view)

werden als Cluster von Bedeutungsschemata beschrieben. Erwartungen, Überzeugungen, Gefühle, Einstellungen und Bewertungen, die stillschweigend spezifische Interpretationen leiten, formen und bestimmen, wie wir urteilen, typisieren und Kausalität attribuieren.

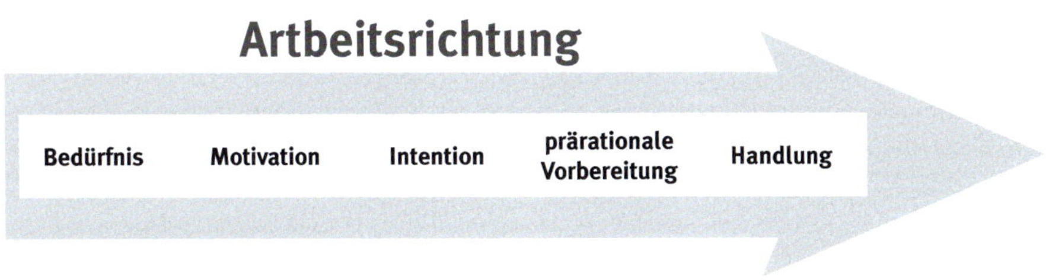

Artbeitsrichtung

Bedürfnis → **Motivation** → **Intention** → **prärationale Vorbereitung** → **Handlung**

Abbildung 38: Der Rubikon-Prozess (vgl. Storch & Riedener 2005, S. 59)

Abkehr von der traditionellen Sichtweise (Perspective transformation)

Sie beschreibt den Prozess, innerhalb dessen wir unsere als selbstverständlich angenommenen Bezugsrahmen transformieren, um diese inklusiver, kritischer, offener (auch emotional offen) für Veränderung und Reflexion zu machen, damit diese wiederum Überzeugungen und Ansichten generieren, die sich als wahrhaftiger und begründeter erweisen, um zukünftige Handlungen zu leiten.

Autonomie und Selbstbestimmung, wie z. B. im Occupational Performance Coaching hinterlegt, sind letztlich Werkzeuge der Individuation, des Prozesses, innerhalb dessen sich Individuen von einer allgemeinen, kollektiven Gesellschaft differenzieren und Annahmen und Sichtweisen, die sie im Laufe ihrer frühen Sozialisation erlernt haben, hinterfragen.

Für die Arbeit mit Eltern ist es z. B. von Vorteil, wenn diese sich ihrer Annahmen in Bezug auf das eigene Eltern-Sein bewusst sind oder werden können.

Das Bewusstsein über früher ausgebildete oder traditionell verankerte Muster, Annahmen oder Überzeugungen, kann in der gemeinsamen Arbeit eine Ressource sein, an der Neues sichtbar und möglich wird.

Raum und Zeit für Reflexion

Adult Learner & Transformationales Lernen nach Knowles, Cranton, Mezirow

Nimm dir einen Moment Zeit, bevor du dich mit den Fragen beschäftigst.

Nimm deinen Körper bewusst wahr. Wo bist du gerade im Innen im Außen?

Lass deinen Atem fließen.

Wenn du soweit bist …

1. Wenn Coaching ein „process of change over time …" (Pentland, 2010) ist, wie unterstützen die Arbeiten von Knowles, Cranton oder Mezirow mich dabei, diesen Prozess bei Eltern und anderen bedeutsamen Bezugspersonen zu begleiten?

2. Denke und handle ich selbst problem- oder lösungsorientiert?

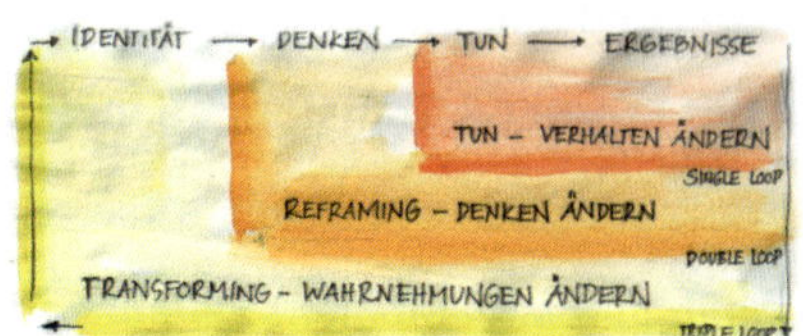

3. Was sind Ressourcen meiner individuellen Lerngeschichte?
   Was und wie lerne ich gerne?

____

____

____

____

____

4. Worin habe ich (früher) den unmittelbaren Nutzen meines Lernens gesehen?
   Wo sehe ich ihn aktuell? – Was hat sich verändert?

____

____

____

____

____

Lösungen sind nie ein „mehr desselben“.

Coaching und Empowerment

„Empowerment zielt darauf ab, dass Menschen die Fähigkeit entwickeln und verbessern, ihre soziale Lebenswelt und ihr Leben selbst zu gestalten und sich nicht gestalten zu lassen. Fachkräfte der Gesundheitsförderung sollen durch ihre Arbeit dazu beitragen, alle Bedingungen zu schaffen, die eine ‚Bemächtigung' der Betroffenen fördern und es ihnen ermöglichen, ein eigenverantwortliches und selbstbestimmtes Leben zu führen. Dies gilt für Menschen mit und ohne eingeschränkte(n) Möglichkeiten, für Erwachsene ebenso wie für Kinder" (https://leitbegriffe.bzga.de/empowerment-befaehigung/de, eingesehen am 19.05.2018).

Empowermentprozesse werden im ergotherapeutischen Coaching mit Kindern und Familien angeregt, indem diese ihre eigenen persönlichen und sozialen Ressourcen wahrnehmen und nutzen können und indem sie Verbindungen in ihrem eigenen Leben herstellen oder aufnehmen können, um ihr Leben aktiv und selbstbestimmt zu gestalten. Coaching ermöglicht „personal and social processes, that transform visible and invisible relationships so that power is shared more equally" (CAOT, 1997, 2002, S. 180). Empowermentprozesse können wie Coachingprozesse iterative Prozesse sein, d.h., ein wiederholendes Durchlaufen von Aktion und Reflexion erfordern, um zu wirksamem und nachhaltigem Wandel zu führen.

Folgende Annahmen können für diese Prozesse richtungsweisend sein:

1. Je länger TeilnehmerInnen in den Prozess involviert sind, umso größer wird ihr Verstehen sein.
2. Je mehr sie verstehen, umso mehr werden sie motiviert sein, weiter entsprechend zu tun/zu handeln.
3. Je mehr sie aktiv ihr Leben gestalten, umso mehr werden sie Betätigungsidentität, -kompetenz und eine gesunde, für sie wirksame Occupational Adaptation (Kielhofner, 2008; Taylor et al., 2017) ausbilden können.

Eine Strategie, um Empowermentprozesse zu unterstützen ist, die Partizipationsfähigkeit zu fördern (Brandes & Reker, 2009).
Dabei wird Partizipation als „involvement in a life situation" (ICF, 2005, S. 95) oder auch als „activity within a social context" (Creek & Lougher, 2008, S. 43) beschrieben.

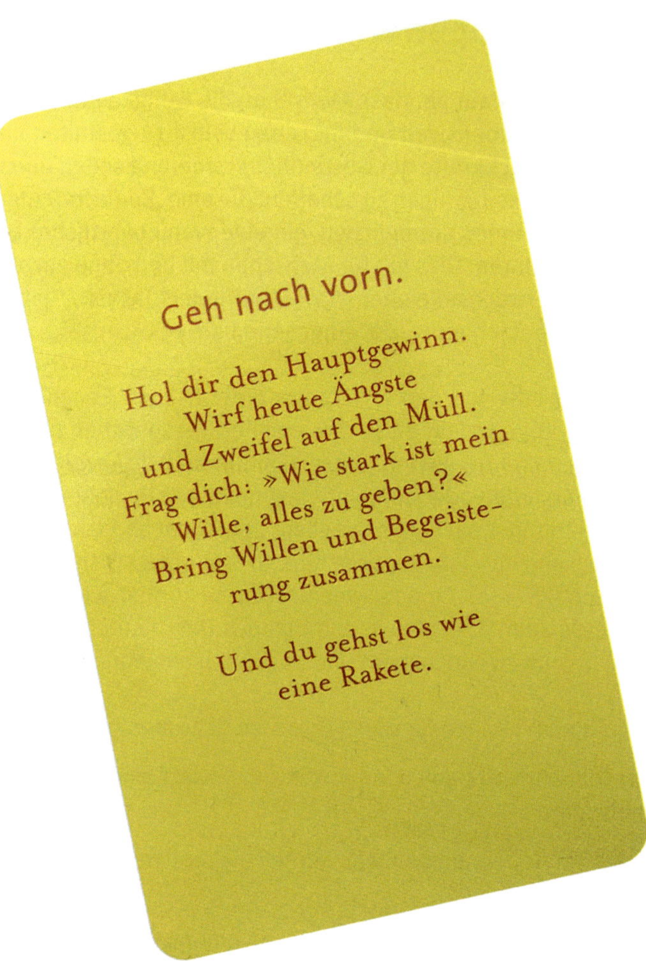

Abbildung 39: Geh nach vorn

Prozess- und Zielorientierung, sowie die Bereitschaft, gleichberechtigte Arbeitsbeziehungen einzugehen, Kooperationspartnern Respekt und Vertrauen entgegenbringen sowie die Bereitschaft, Verantwortung zu teilen werden im Empowerment-Ansatz als Basiskompetenzen genannt.

Diese Kompetenzen erweitern u. a. eine Zunahme an Entscheidungs- und Handlungsfähigkeit, Kohärenzerleben, kritischer Reflexion, Führungsfähigkeit und gesellschaftlicher Einflussnahme (Brandes & Reker, 2009).

Coaching und die Stufen der Partizipation

Partizipation wird in der Abbildung unten als stufenweiser Prozess vorgestellt, der auf einem Kontinuum von Nicht-Partizipation bis zur Partizipation reicht und über die Partizipation hinausgehend die Selbstorganisation des Menschen als anschließend vorstellt.
Bezugnehmend auf die Stufen der Partizipation, findet vorrangig auf den Stufen *Mitbestimmung, teilweise Entscheidungskompetenz und Entscheidungsmacht* der Umschwung statt, der grundlegend im Coachingprozess ist: vom Klienten zum autonomen Menschen, der in seinen grundlegenden Bedürfnissen anerkannt und zu autonomen, selbstbestimmten Entscheidungen in einem kollaborativen Prozess hin begleitet wird.

Wenn das Prinzip der Partizipation ernst genommen wird, müssen neue Strukturen und Arbeitsweisen entwickelt werden. Zunächst müssen Räume zum Experimentieren und Reflektieren geschaffen werden, damit die Beteiligten lernen können, wie sich Partizipation am besten realisieren lässt (Wright, 2016, in: leitbegriffe.bzga.de, 15.05.2018).

Selbstorganisation	über Partizipation hinaus
Entscheidungsmacht	Partizipation
Teilweise Entscheidungskompetenz	
Mitbestimmung	
Enbeziehung	Vorstufen der Partizipation
Anhörung	
Information	
Anweisung	Nicht-Partizipation
Instrumentalisierung	

Abbildung 40: Stufen der Partizipation in der Gesundheitsförderung (Wright/Block/von Unger, in: Wright 2010, eigene adaptierte Version)

Leitfragen zur Partizipationsstufe Entscheidungsmacht als Beispiel für die Pädiatrie

Stufe der Partizipation Entscheidungsmacht	Beispiel Pädiatrie
Die **Zielgruppenmitglieder** bestimmen alle wesentlichen Aspekte einer Maßnahme selbst. Dies geschieht im Rahmen einer **gleichberechtigten Partnerschaft** mit einer Einrichtung oder anderen Akteurinnen oder Akteuren. Menschen (z. B. Fachkräfte) außerhalb dieser Zielgruppe **sind an wesentlichen Entscheidungen über Methoden zur Entwicklung einer Partizipationpraxis beteiligt, sie spielen jedoch keine bestimmte, sondern eine begleitende oder unterstützende Rolle.** (Leitbegriffe der Gesundheitsförderung, BZgA, Michael T. Wright, 2016)	**Was ist der Anlass?** • Wann? *(Zeit)* • Wo? *(Kontext)* • Was? *(Situation)* **Wer ist der Klient?** • Kind? • Kind und Eltern / Bezugspersonen? *(Erweiterter Klient)* • Kind / Eltern / Bezugspersonen, ErzieherInnen, LehrerInnen etc. *(Klientensystem)* **Was ist das (gemeinsame) Ziel?** • Wer hat welches Ziel? *(Individuelle Ziele)* • Welches übergeordnete Ziel kann formuliert werden? *(Gemeinsames Ziel)* • Welche SMART-Ziele lassen sich von dem gemeinsamen Ziel ableiten? **Wer braucht was und von wem? (Bedürfnisse)** • Klärung individueller Bedürfnisse • Klärung individueller Ressourcen **Wer hat auf dem Weg zur Zielerreichung welche Verantwortlichkeiten?** • Wer hat welche Rolle inne? • Wie werden diese gelebt? *(Fokus auf Stärken und Ressourcen)* • Wie können sich die Beteiligten lösungsorientiert auf dem Weg zur Zielerreichung unterstützen? **> ET-Coach = Prozessbegeiter** **Wer macht was bis wann?** • Timing • Evaluation **Was hat sich verändert?** • Wo haben wir begonnen und wo stehen wir jetzt? *(Reflexion der Entwicklung)* • Was nimmt jeder für sich mit? *(Individuelle Reflexion)* • Was nimmt das Klientensystem mit? *(Gruppen- /Teamreflexion)* • **Was ist der nächste Schritt?**

Tabelle 8: Eigene Leitfragen zur Partizipationsstufe Entscheidungsmacht

„Coaching ermöglicht den Klienten, Anpassungen und Veränderungen in ihrem Leben vorzunehmen, die auf Grundlage des selbstgesteuerten Lernens durch Selbsterkenntnis erfolgen."

Sechs Dimensionen der Occupational Participation

Im **Model of Human Occupation** (MOHO, Kielhofner, 2008; Taylor et al. 2017) finden wir mit den **Sechs Dimensionen der Occupational Participation** (de las Heras de Pablo et al., 2017) eine Ausformulierung des Partizipationsbegriffs für den ergotherapeutischen Gegenstandsbereich als das Einbezogensein in „work, play, or activities of daily living that are part of one's sociocultural context and that are desired and / or necessary to one's well-being" (ebd., 2008, S. 102).

De las Heras de Pablo, Fan & Kielhofner (posthum) (2017, S. 111) fächern den Partizipationsbegriff weiter auf, indem sie Occupational Participation sechs Dimensionen zuschreiben:

- die Partiziption in / durch Rollen (Occupational Roles)
- die Wahl einer Aktivität innerhalb einer Rolle (Occupational Form)
- die Partizipation innerhalb / durch die ausgewählte Aktivität (Occupational Performance)
- die Partizipation an / durch einen oder mehrere Teilschritt(en) dieser Aktivität
- die Partizipation an / durch die individuellen Aktionen, die einen Teilschritt beinhalten
- die subjektive Erfahrung und objektive Beurteilung der Leistungsfähigkeit (Performance Capacity)

Mittels Coaching ist es uns möglich, in der ersten Dimension, über Rückmeldungen der erfassten Betätigungskapazität des Kindes, der Eltern / Familie und bedeutsamer Bezugspersonen Einfluss zu nehmen, und ein Bewusstsein zu schaffen, wie und in welcher Weise nachfolgende Schritte durchlaufen werden, bzw. wie diese in der *Occupational Participation* dynamisch miteinander in Beziehung stehen.

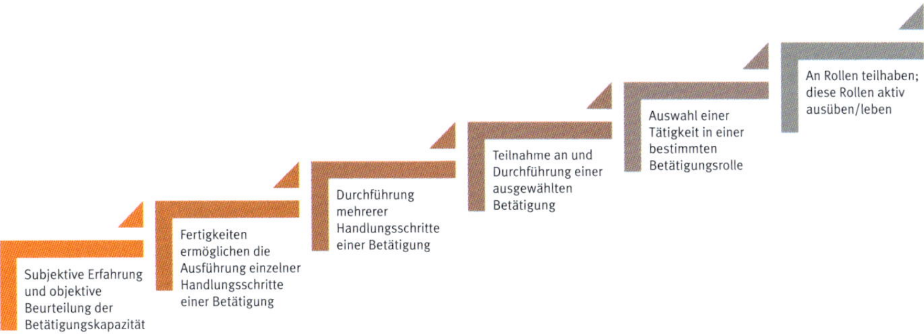

Abbildung 41: Die sechs Dimensionen der Betätigungspartizipation nach de las Heras de Pablo, Fan & Kielhofner (posthum), 2017, S. 111 (in eigener Übersetzung und Interpretation)

Durch *Feedback*, das Aufzeigen von Potenzialen und die Stärkung durch Anerkennung subjektiven Erlebens, werden Für-Sorge, der Glaube und die Überzeugung gefördert, dass gewünschte und / oder erforderliche Lebensanpassungen in selbstbestimmter Weise und auf Grundlage selbstgesteuerten Lernens erfolgen können. In diesem Sinne ist ergotherapeutisches Coaching Prozessbegleitung und das *Zeuge sein* von Veränderungen („mitgehen", „mitgehen") gleichermaßen.

Wir begleiten diese Prozesse z. B. durch folgende Aussagen:
(Stärkung subjektiven Empfindens)

- „Wie du dich traust, hier xy zu tun, das ist klasse!"
- „Es erfordert xy das zu tun ..."

Oder wir nutzen das Potential und die Lösungen der Kinder, damit diese an Betätigungen teilnehmen, oder diese bereits vorab antizipierend (aus-)wählen können.

Wir fragen nach der Handlungsmotivation:

- „Was interessiert dich?"
- „Für was würde es sich lohnen?"

Oder nach der Komponente Habituation:

- „Wenn du an dich / deine Rolle als Schulkind denkst, gibt es da etwas, was anders werden soll?"
- „Was kannst du dazu beitragen?"
- „Gibt es noch einen anderen Bereich in deinem Leben, wo etwas anders werden soll?
- Was kannst du dazu beitragen?
- Was kannst du tun?
- Wer ist noch beteiligt?
- In welcher Weise? (Was tut er / sie?) Und was ermöglicht dir das?"

Diese offenen und zugleich gezielten Fragestellungen fordern Kinder und Eltern zu inneren Suchprozessen auf und können an den Stufen der Betätigungspartizipation für die Eltern transparent gemacht werden. So können diese verstehen, welche Schritte möglich sind und gemeinsam durchlaufen werden können. Eigeninitiative, Motivation und die Lust am Entdecken können in diesem Prozess freigesetzt und eigene, selbstbestimmte Entscheidungen begleitet werden.

> ***„Viele kleine Menschen an vielen kleinen Orten,***
> ***die viele kleine Dinge tun,***
> ***verändern das Angesicht der Welt!"***
>
> *Afrikanisches Sprichwort*

Veränderung und Wandel im ergotherapeutischen pädiatrischen Coaching

„Wie werden Veränderung und Wandel möglich?“, „Wie kommt das Neue in die Welt?“. Diese Fragen begleiten uns auch in der Arbeit mit Kindern und Familien. Der bekannte MIT-Forscher und Berater Otto Scharmer identifizierte *Vier Barrieren des Lernens und Veränderns* (vgl. Scharmer, 2009, S. 133), die er in Organisationen beobachtet und identifiziert hat. Diese auf Coachingprozesse mit Kindern, deren Eltern oder Bezugspersonen zu übertragen kann hilfreich sein, wenn es darum geht, oftmals komplexe (Gesprächs)inhalte auf deren Wirkung (Aussage) zu reduzieren, um zu klären, an welchen Ansatzpunkten „das Neue“ und in die Familie „eingeladen“ werden kann.

Lernbarrieren umfassen nach Scharmer (2009) zum einen das *Nichterkennen, was man sieht*, womit er das *Abspulen alter Denkschablonen* meint, das er auch als *Downloading* (vgl. Scharmer, 2009, S. 124) bezeichnet. Es umfasst all das, was man (sowieso) schon weiß, und die Barriere liegt darin begründet, dass das Denken den eigentlichen Blick für das, was (jetzt gerade in dieser Situation) ist, verschließt. Man erkennt nicht, was man sieht.

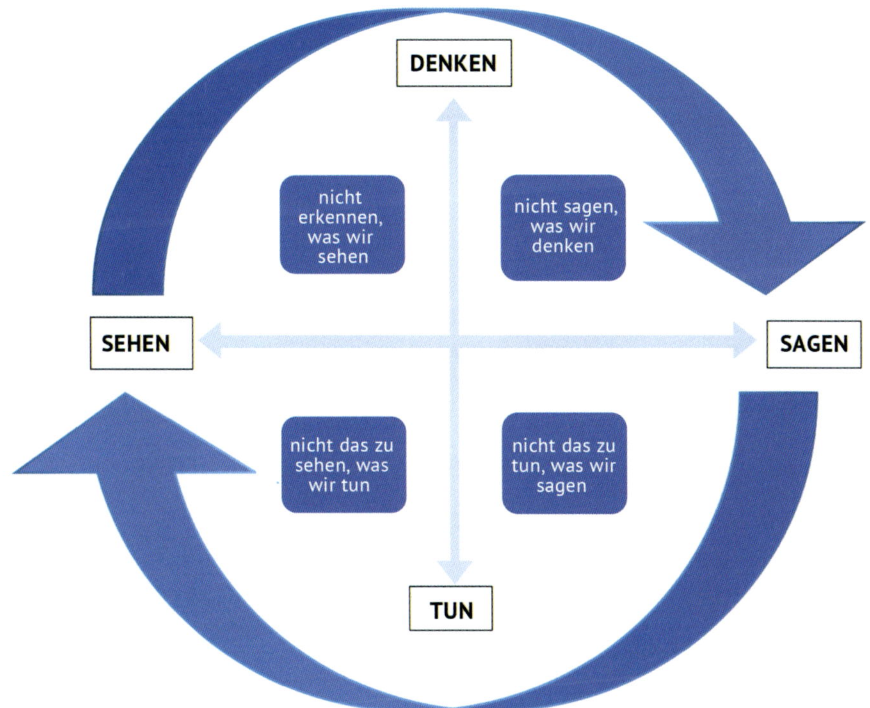

Abbildung 42: Lernbarrieren nach Scharmer 2009; 2015 (in eigener Fassung)

Diese Situationen treffen wir bei Eltern oder anderen Bezugspersonen an, wenn diese z.B. (zum wiederholten Male in unterschiedlichen Einrichtungen) ihr Kind vorstellen und über dieses berichten, in einer Qualität, die ein eventuell anwesendes Kind entweder gar nicht erst einbezieht, oder aber wo im Gespräch eine deutliche Diskrepanz zwischen den Erzählungen der Eltern und dem anwesenden Kind zu beobachten und zu spüren ist. Oft entsteht der Eindruck, dass schon über längere Zeit kein(e) „Abgleich" oder „(An-)Passung" mehr hinsichtlich Wahrnehmung und Sein des Kindes erfolgt ist oder erfolgen konnte.

Das Kind wird gesehen, aber nicht erkannt.

Im ergotherapeutischen Coaching geht es also um den Einsatz von Strategien und Maßnahmen, die den Grad an Autonomie und Selbstbestimmung von Kindern, ihren Eltern, also von Familien und deren bedeutsamen Bezugspersonen erhöhen und es ihnen ermöglichen, ihre Interessen (wieder) eigenmächtig, selbstverantwortlich und selbstbestimmt zu vertreten. Dafür können wir im Coachingprozess Kinder und Eltern ermutigen und für Bedingungen sorgen, die sie dazu befähigen, *das zu erkennen, was sie sehen, das zu sagen, was sie denken, zu tun, was sie sagen und zu sehen was sie tun* (vgl. Scharmer, 2009).

Nachträgliche Fragestellungen ermöglichen es Kinder / Eltern zu erkennen, was da ist / was sie sehen / was sie tun – und dies in die therapeutischen Coachingprozesse einzubringen.

Wie kann ich mein Gegenüber dabei unterstützen, das zu sagen, was es auch denkt?

Wie gelingt es mir selbst, das zu tun, was ich sage? Wie könnte ich mein Gegenüber dabei begleiten?

Wenn ich an meine Arbeit mit den Kindern denken, wie sage ich / mache ich deutlich: „Ich sehe dich!", „Ich nehme dich wahr in deinem Tun.", „Ich sehe dich in und durch dein Tun.".

„Ganzheit und autonomiebestimmte Autorität sind entwicklungsbedingte Ziele."

(Rosenkranz, 1994)

Zu Scharmer lassen sich Arbeiten von King und Ziviani (2015) ergänzen, die aus der Perspektive einer Bereitschaft zu Veränderung und Wandel auf den Klienten blicken und der Frage nachgehen, wie sich *Engagement* bei Klienten zeigt und ob es beobachtbare *Cues* gibt, an denen sich dies erfassen lässt.

Folgende Merkmale für *Client Engagement* konnten King und Ziviani identifizieren, die affektive, kognitive und verhaltensbasierte Merkmale umfassen (vgl. ebd., S. 79):

Der Klient/das Kind zeigt Aufgeschlossenheit und Aufnahmefähigkeit

(Affektive Komponente von Engagement)

- zeigt Enthusiasmus
- lächelt und nickt
- hört aufmerksam zu
- bleibt fokussiert im Gespräch oder bei der Aufgabe
- teilt persönliche Interessen
- stellt Fragen
- zeigt eine offene Körperhaltung
- äußert Hoffnung auf ein positives Ergebnis

Zeigt Bereitschaft

(Kognitive Komponente von Engagement)

- äußert Überzeugung (Glaube), dass eine Intervention erforderlich ist
- äußert Überzeugung, dass diese bestimmte Intervention funktionieren wird
- äußert Bereitschaft ihren/seinen Teil zu tun

Zeigt Selbstwirksamkeit

(Verhaltenskomponente von Engagement)

- bekundet bewältigbare Ziele
- wirkt zuversichtlich
- zeigt Verhaltensabsichten
- zeigt Überzeugung, das Ziel erreichen zu können
- bezeichnet die Aufgaben der Intervention als durchführ- und realisierbar

Client Engagement ... einbezogen sein im Therapieprozess

Einbezogen sein bzw. das Gegenüber in den Therapieprozess mit einzubeziehen gilt für moderne ErgotherapeutInnen als unerlässlich für die therapeutische Intervention, um größtmögliche Partizipation im Alltag erreichen zu können (Parkinson, 2014). Nach King et al. (2014) meint *Engagement* „believing in and committing to intervention, such that one participates in therapy and works towards goals" (King & Ziviani, 2015, S. 71).

King & Ziviani (ebd., S. 70 ff.) zeigen auf, wie die psychologischen Grundbedürfnisse *Autonomie, Kompetenz* und *soziale Eingebundenheit*, gemäß der SDT nach Deci & Ryan (2000; 2008) im ergotherapeutischen Prozess durch den Einsatz therapeutischer Strategien berücksichtigt werden können.

Nachfolgende Tabelle 9 steht für eine Ergänzung dieser Arbeit mit ergotherapeutischen Coaching Strategien für die Pädiatrie. Dabei erhebt die Tabelle keinen Anspruch auf Vollständigkeit, sondern ist als Verknüpfungshilfe gedacht und gibt dem Leser bestenfalls Anregungen, eigene Zuordnungen vorzunehmen.

Psychologische Bedürfnisse nach SDT (Deci & Ryan 2000; 2008)	**Motivation im Engagement Prozess / oder Motivationsprozess**	**Ergotherapeutische Coaching Strategien im Prozess**	**Tools / Werkzeuge**
Autonomie	Bereitschaft sich auf etwas einzulassen	Rahmenbedingungen aufzeigen Verständnis und Commitment für und im ergotherapeutischen Prozess gewähren und einholen Wahlmöglichkeiten aufzeigen Das Kind, die Eltern darin unterstützen, Entscheidungen zu treffen	Aktives Zuhören Klarheit und Transparenz

Tabelle 9: Eigene Erweiterung nach King & Ziviani, 2015, S. 70 ff.

Psychologische Bedürfnisse nach SDT (Deci & Ryan 2000; 2008)	Motivation im Engagement Prozess / oder Motivationsprozess	Ergotherapeutische Coaching Strategien im Prozess	Tools / Werkzeuge
Verbunden sein / sozial eingebunden sein	Aufgeschlossenheit	Kollaborative Arbeitsbeziehung aufbauen Verständnis für die Situation des Kindes der Familien entwickeln und widerspiegeln Vertrauen aufbauen Zukunftsperspektiven erarbeiten / aufzeigen An die Möglichkeiten und Ressourcen der Familie glauben und diese aufzeigen	Empathisches Einfühlen therapeutic use of self (Taylor, Lee, Kielhofner & Ketkar, 2009) Eigene Landkarte (nach Thiel, 2014) Das Rad des Lebens (original über www.thecoachingtoolscompany.com erhältlich) Mein Sternteam (eigene Adaption; original über www.thecoachingtoolscompany.com erhältlich)
Kompetenz	Selbstwirksamkeit	Zeit für die Erreichung der Zielsetzung geben Sich durch das positive Bewältigen von Aufgaben / Anforderungen selbst als wirksam erleben dürfen Die angemessenen Herausforderungen anbieten Ermutigen Stärken Auf der Ebene des Gegenübers (Skills, Performance, Partizipation) einsteigen und mitgehen	Reflexionsgespräche Zeitnahes Feedback Selbsteinschätzungsbögen (z. B. Child Occupational Self Assessment, COSA, Pätzold, Wolf, Hörning, & Hoven, 2008) Abgleich von Innen und Außen

Tabelle 9: Fortsetzung

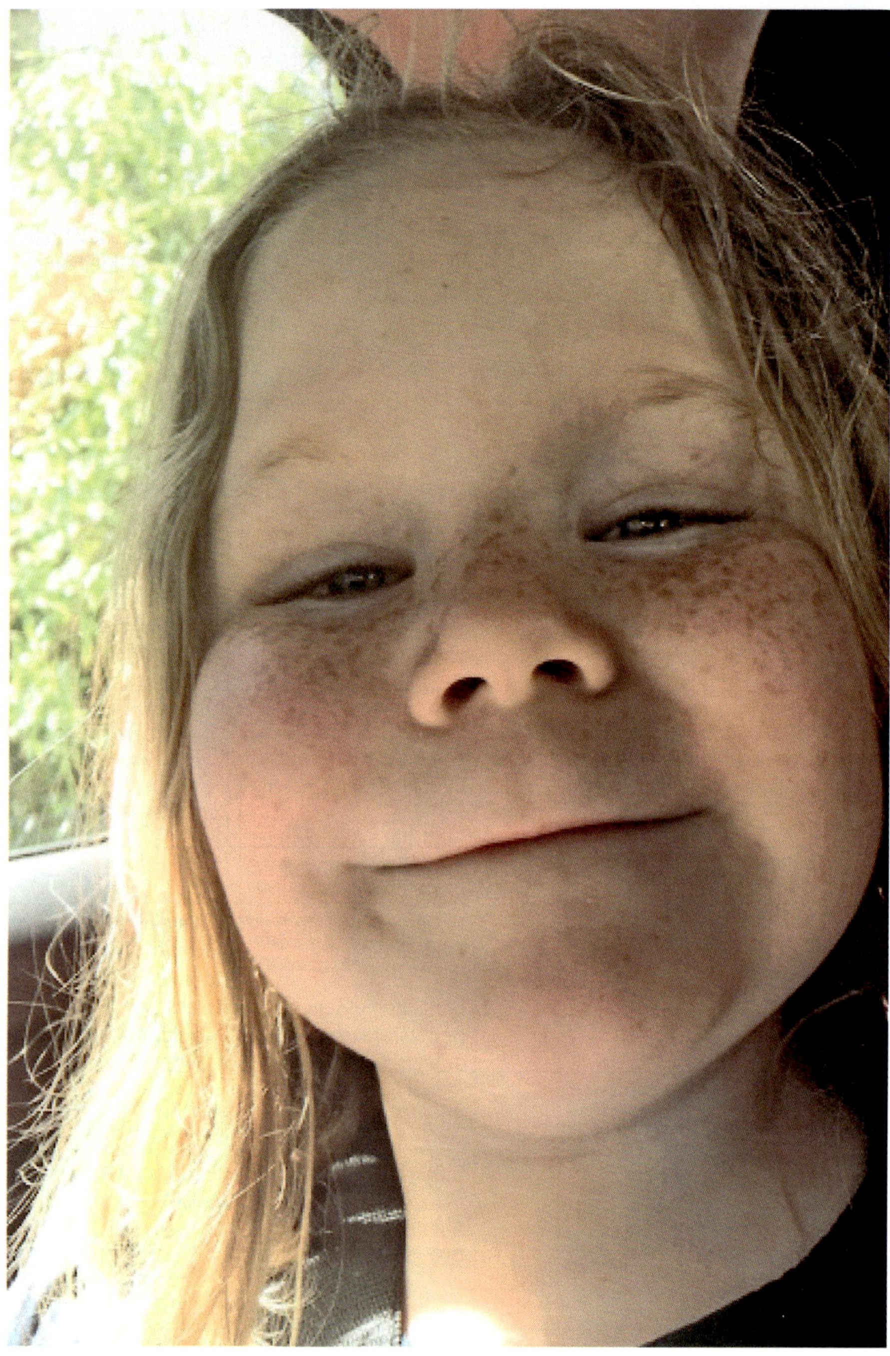

Abbildung 43: Zufriedenheit spiegelt sich im Gesicht dieses Kindes

Ein Beispiel für ein Coaching-Tool für Kinder: Meine Sterne
(eigene Adaption; Original über www.thecoachingtoolscompany.com erhältlich)

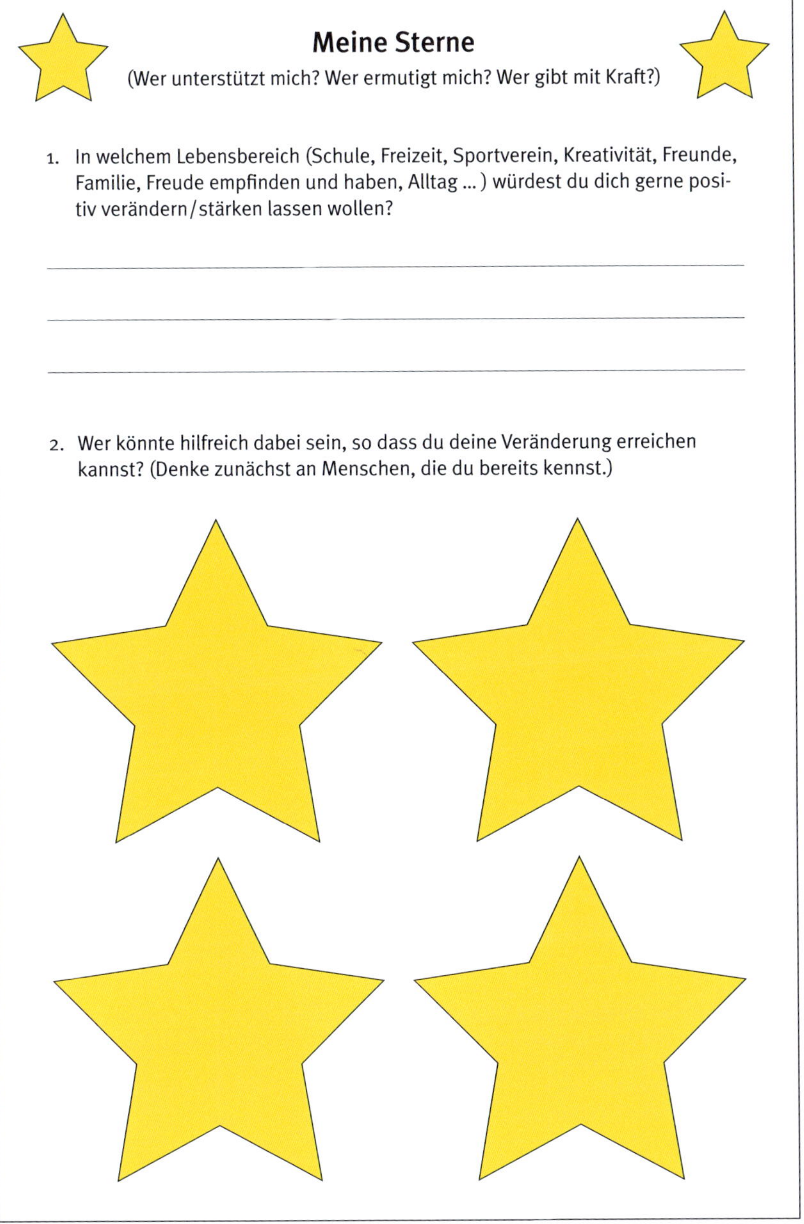

Meine Sterne

(Wer unterstützt mich? Wer ermutigt mich? Wer gibt mit Kraft?)

1. In welchem Lebensbereich (Schule, Freizeit, Sportverein, Kreativität, Freunde, Familie, Freude empfinden und haben, Alltag ...) würdest du dich gerne positiv verändern/stärken lassen wollen?

2. Wer könnte hilfreich dabei sein, so dass du deine Veränderung erreichen kannst? (Denke zunächst an Menschen, die du bereits kennst.)

Abbildung 44: Meine Sterne

3. Gibt es noch andere Menschen, die du nicht kennst, aber von denen du weißt, das sie existieren, die dich dabei unterstützen könnten, deine Veränderung zu erreichen?

★ ____________ ★ ____________

★ ____________ ★ ____________

4. Mein Team der Sterne und meine nächsten Schritte, was ist zu tun? (Wer macht was bis wann und wie?)

Aktion 1: ____________

____

____________ Bis wann? ____________

Aktion 2: ____________

____

____________ Bis wann? ____________

Aktion 3: ____________

____

____________ Bis wann? ____________

5. Bringe dein Blatt bis zur nächsten Ergotherapiestunde wieder mit, um deinen Prozess/dein Tun zu besprechen und zu reflektieren!

Abbildung 44: Meine Sterne (Fortsetzung)

Um *Client Engagement* zu ermöglichen stehen uns als ErgotherapeutInnen vielfältige Konzepte, Ansätze und Methoden zur Verfügung, mit denen wir *Enabling for Engagement* methodisch wie praktisch begleiten können.

Reframing

Ein *Werkzeug* aus der systemischen Therapie und Beratung, das z. B. auch im *Occupational Performance Coaching* (Graham et al., 2009) in der *enabling domain / emotional support* aufgeführt ist, und das in jüngeren Veröffentlichungen zum Coaching in der Ergotherapie (Pädiatrie) häufiger Erwähnung findet, ist *Reframing.*

Beim *Reframing* handelt es sich um „einen Prozess, bei dem entweder kreativ für etwas ein neuer Kontext ausprobiert wird, indem das bislang Negative etwas Positives ist *(Kontext-Reframing)* oder das alte Verhalten einen neuen Sinn bekommt *(Bedeutungs-Reframing)*" (Schmidt-Tanger & Kreische, 1994 in Webers, 2015, S. 33).

Dies ist eine von vielen Definitionen zum *Reframing.* Im Wesentlichen bedeutet dies, Eltern und anderen bedeutsamen Bezugspersonen eine veränderte Sichtweise auf einen und eine erweiterte Einstellung gegenüber einem (Problem-)Zusammenhang anzubieten. Um eine andere Perspektive oder Sichtweise einnehmen zu können bedarf es zunächst der Bewegung. Es ist ein Orts- und oder Positionswechsel erforderlich. Dieser erfolgt im Inneren und hat Auswirkungen auf das Außen. Neue Sichtweisen können der Initiator für Kreativität und Lösungen sein, sie können die Handlungsmotivation aktivieren, die Handlungsplanung und -umsetzung.

Eine Position zu wechseln ist eine aktive Entscheidung, ein aktiver Schritt. Durch Bewegung wird Raum zurückgelegt und zugleich neuer Raum geschaffen, wenn dieser als „Feld" untersucht und genutzt wird. Der Coach lädt die Eltern / bedeutsame Bezugspersonen durch die Art und Weise der Fragestellung ein, sich *anders als bisher* auf einen (Problem-)Zusammenhang zu beziehen.

Reframing erfordert und ermöglicht es gleichermaßen, gewohnte Denk- und Sichtweisen aufzugeben, um *Neues* dazuzugewinnen.

Gutes im Schlechten erkennen oder wie wir es schaffen, Muster und Veränderungsmöglichkeiten im eigenen Verhalten / im Verhalten des Gegenübers zu erkennen

Um das *Reframing* nutzen zu können, bedarf es der Übung, die positive Seite einer geschilderten Herausforderung oder eines Problems zu erkennen.

Nehmen wir also an, es käme im ergotherapeutischen Elterngespräch zu folgenden Äußerungen. Wie können diese mit einem positiven Fokus in das Gespräch rückgeführt werden?

„Ständig ist xy in Bewegung und kann auch in der Schule kaum stillsitzen ..."
(Beispiel Reframing: „xy hat wohl viel Energie und bewegt sich gern.")

Reframing üben

„xy ist schon immer ängstlicher als andere Kinder in ihrem / seinen Alter gewesen …“

Reframing: ______________________________

____

____

„xy braucht immer ewig, um sich in der Früh fertigzumachen …“

Reframing: ______________________________

____

____

„Die Lehrerin von xy scheint sehr streng zu sein …“

Reframing: ______________________________

____

____

„Zurzeit ist xy gegen alles, was ich von ihr will …“

Reframing: ______________________________

____

____

„One is never afraid of the unknown; one is afraid of the known coming to an end.“

Jiduu Krsihnamurti

Raum und Zeit für Reflexion

Reframing

Nimm dir einen Moment Zeit, bevor du dich mit den Fragen beschäftigst.

Nimm deinen Körper bewusst wahr. Wo bist du gerade im Innen wie im Außen?

Lass deinen Atem fließen.

Wenn du soweit bist ...

Nimm dir etwas Zeit und denke an ein problematisches, störendes Verhalten (entweder von dir oder dir nahestehenden Personen) und stell dir folgende Fragen:

1. Wenn ich an das störende Verhalten denke, denke ich an (konkrete, nicht wertende Beschreibung des störenden Verhaltens) ...

___

___

___

___

2. Gibt es einen Kontext, in dem das störende Verhalten eventuell richtig oder sogar passend ist? Wo und in welcher(n) Situation(en), ist das vermeintlich störende Verhalten sinnvoll? / immer noch sinnvoll?

___

___

___

___

3. Welche Fähigkeiten brauche ich, um dieses Verhalten zu zeigen? (Was muss ich können um das Verhalten zu zeigen?)

4. Mir ist klar geworden, dass sich hinter den einzelnen Aktionen auch folgende Absichten/folgendes Ziel verbergen/verbirgt ...

5. Damit ich diese Absicht/dieses Ziel erreichen bzw. diesem näherkommen kann, wäre es gut, ... (Was müsste ich noch dazulernen, um dieses Ziel erreichen zu können?)

Jetzt mal angenommen ...

... es kommt in einem Elterngespräch zu einer Diskussion über Therapieinhalte und Alltagstransfer. Es kostet dich viel Kraft, deinen Standpunkt gegenüber der Mutter / dem Vater / der Familie zu vertreten. Auch als das Gespräch vorbei ist, lässt dich nicht los, was passiert ist. Wie wird es sein, wenn ihr euch das nächste Mal wieder in der Praxis seht? Wie wirst du das nächste Mal im Elterngespräch handeln?

Wie hast du dich in dem Gespräch wahrgenommen?

____

____

____

____

____

____

____

Was ist deine Vermutung ... wie hat dich die Mutter / der Vater / wie haben dich die Eltern in dem Gespräch wahrgenommen?

____

____

____

____

____

____

____

Doing

Nimm dir Zeit und notiere jetzt und hier ein paar Adjektive, mit denen du die Mutter / den Vater charakterisieren würdest ...

Wie stellst du dir die Mutter/den Vater im Alltag vor?

Jetzt mal angenommen, du könntest die Mutter / den Vater durch die Augen des Kindes sehen? Was würdest du sehen?

Welchen Unterschied würde es wohl machen, wenn du aus dieser Perspektive in das nächste Gespräch mit den Eltern gehst?

... einatmen ...

... ausatmen ...

... innehalten ...

...einatmen ...

... ausatmen ...

... für einen Moment den inneren Raum genießen ...

... andere innere Orte und Sichtweisen einnehmen ...

... Neues sich finden lassen ...

„Wie steht das da draußen zu unseren Handlungen und Identitäten ‚da drinnen' in Beziehung?"

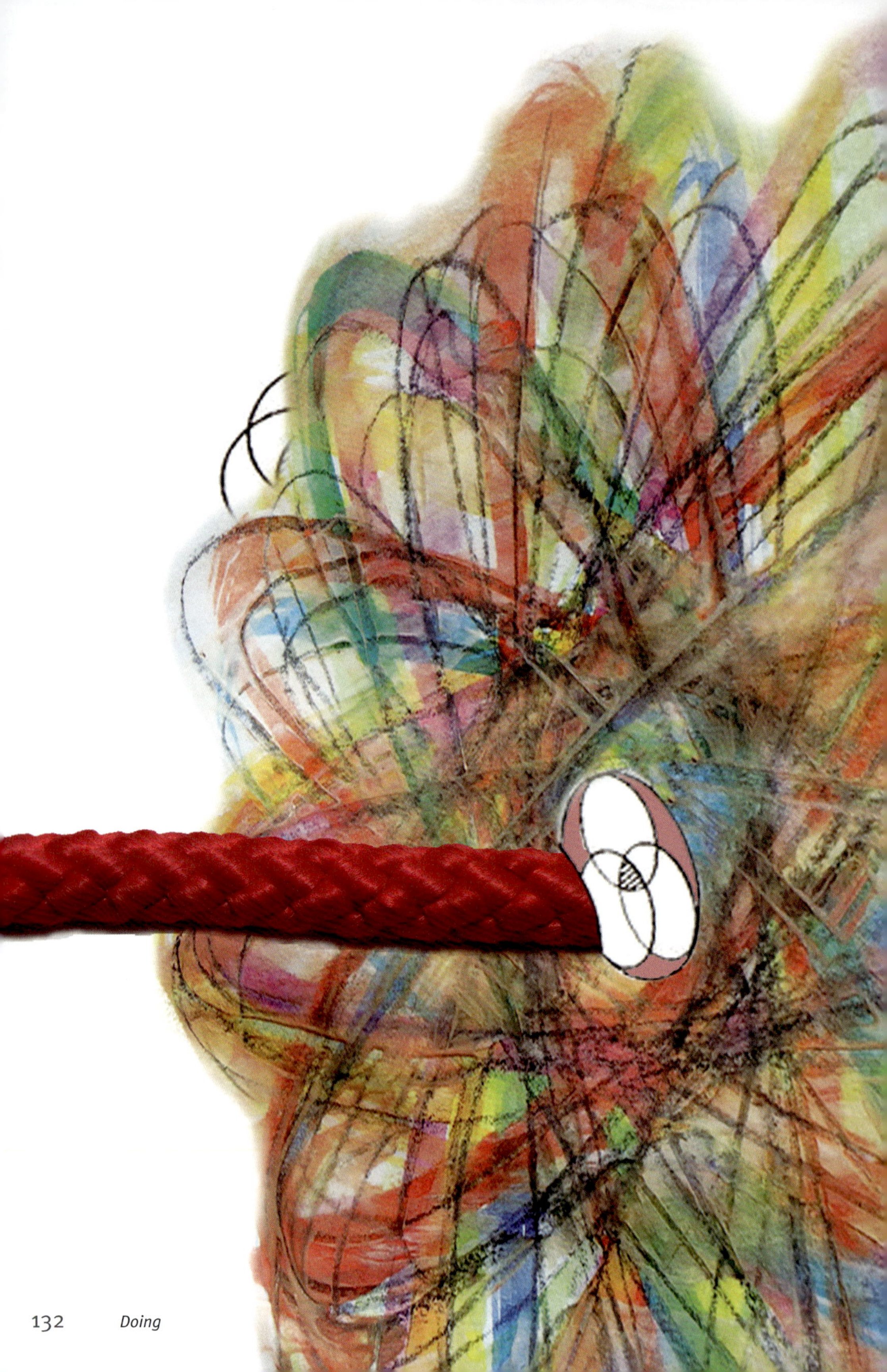

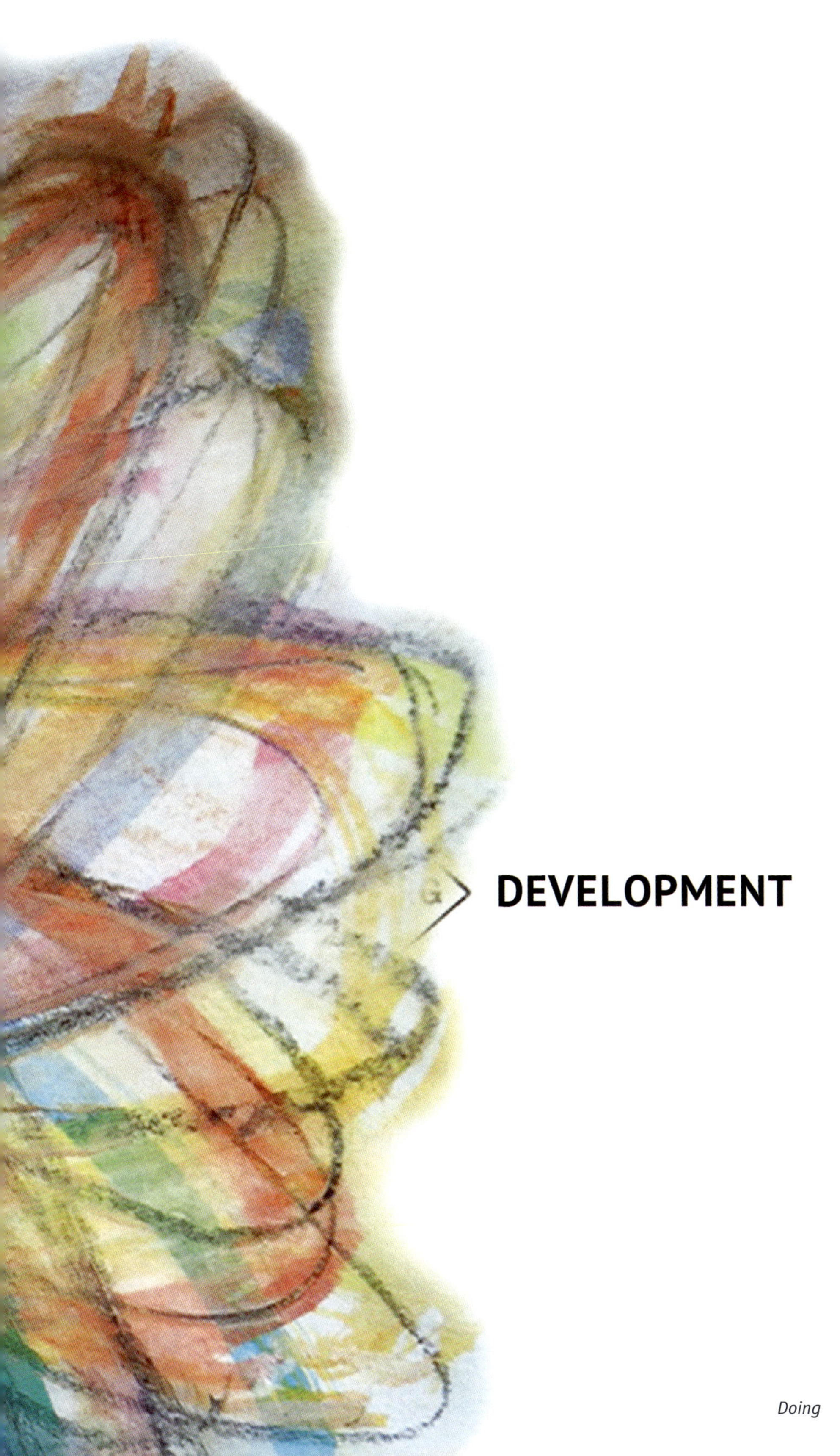

DEVELOPMENT

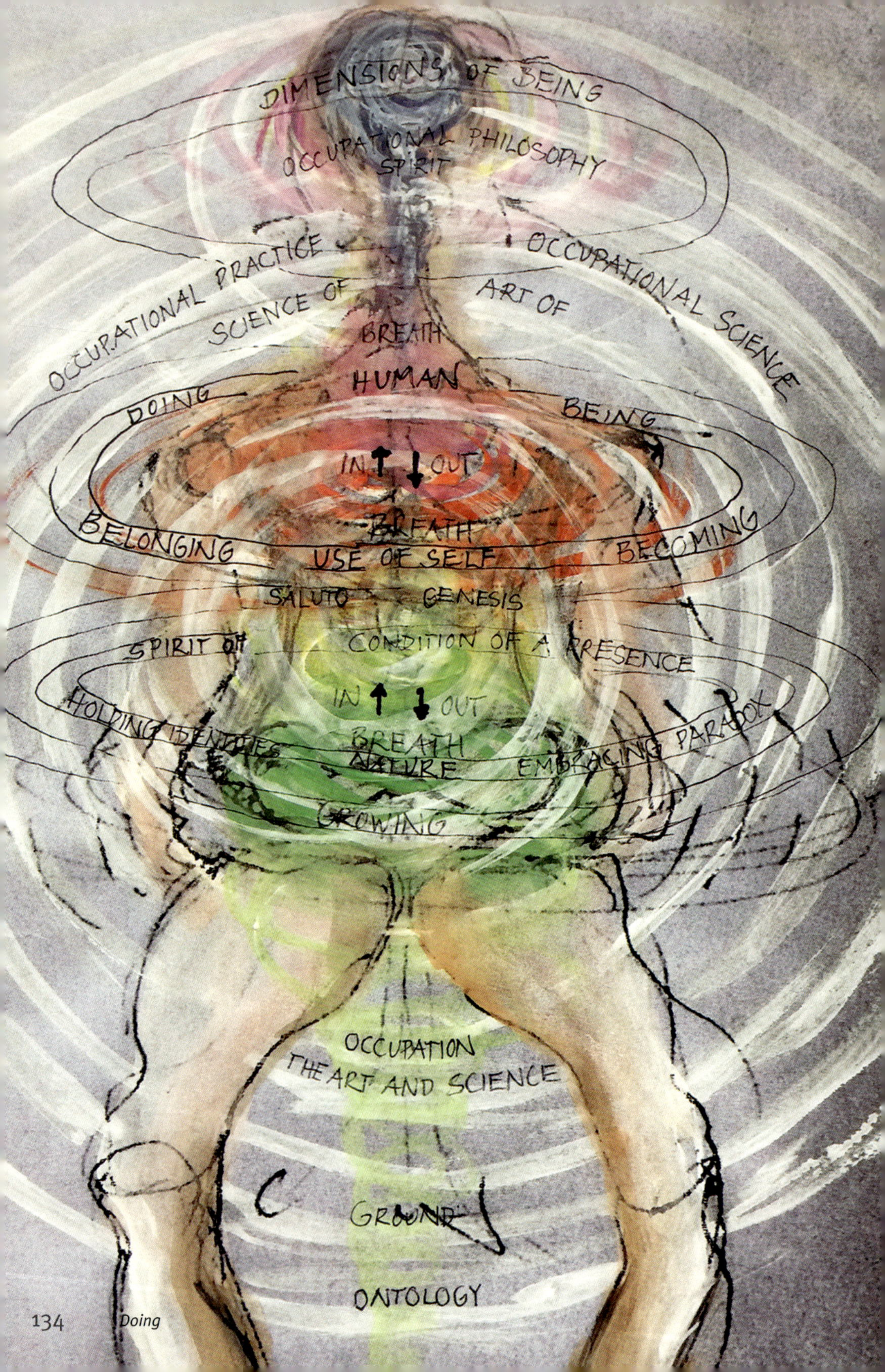
DIMENSIONS OF BEING
OCCUPATIONAL PHILOSOPHY
SPIRIT
OCCUPATIONAL PRACTICE
OCCUPATIONAL SCIENCE
SCIENCE OF
ART OF
BREATH
HUMAN
DOING
BEING
IN OUT
BREATH
BELONGING
USE OF SELF
BECOMING
SALUTO GENESIS
SPIRIT OF
CONDITION OF A PRESENCE
IN OUT
HOLDING IDENTITIES
BREATH
NATURE
EMBRACING PARADOX
GROWING
OCCUPATION
THE ART AND SCIENCE
GROUND
ONTOLOGY

„Maybe I need to be more aware of the **being** so that I can become more reflective of the **doing** and its impact on the **becoming**.“

(V. Pols, pers. Komm., 1998 in Wilcock, 1999, S. 7)

◀ *Abbildung 45 (linke Seite): Being Mensch*

In diesem Kapitel beschäftigen wir uns mit dem Anteil von *Being*, dem Sein innerhalb unserer Arbeit mit Familien.
Unser Sein ist immer ein Da-sein. Zunächst ist es ein physisches Gegenüber im Rahmen eines spezifischen Kontextes.
Weder die Beziehung noch der Raum sind festgelegt. Sie sind noch im „Möglichkeitsraum".

Sich mit *Being* zu beschäftigen, sehen wir als einen wesentlichen Aspekt gelingender Zusammenarbeit mit Familien an. Unsere Arbeit umfasst beginnendes, junges Leben und fortgeschrittenes Leben. Individuelle Lebensgeschichten, die sich in geschlechtlichen, kulturellen und ideellen Dimensionen aufspannen und dynamische Beziehungssysteme bilden. In der therapeutischen Beziehung sind wir zugleich Teil des Beziehungssystems, das wir selber mit ermöglichen und in dem wir in und mit unserem persönlichen und beruflichen Wissen und unseren Erfahrungen mit zu einem Unterschied beitragen können, der einen Unterschied macht.

Die *Weltgesundheitsorganisation WHO* bezieht sich auf *Being* als einen wesentlichen Aspekt von Gesundheit – *„Health depends on the validation of the uniqueness of each person and the need to respond to each individual's spiritual quest for meaning, purpose and belonging*" (Wilcock& Hocking, 2015, S. 180). *Being* bezieht sich auf den Aspekt von Doing, der erfasst, wie Menschen ihr Handeln erleben, was und wie sie sich dabei fühlen (ebd., S. 180). *Being* geht häufig einher mit *Occupational Roles*, um nicht nur einen Daseinszustand zu beschreiben, sondern darüber hinaus auch zu erfassen, was für Menschen handlungsleitend ist. Was sie antreibt, motiviert und bewegt.

Being bezieht sich laut Wilcock & Hocking (vgl. ebd., S. 180) auf die *Qualität*, die *Art und Weise* individuellen Handelns und auf die Einzigartigkeit eines jeden Menschen: auf den Geist, die Psyche oder den Wesenskern eines Menschen. *Being* befähigt Menschen dazu, zu planen, von Zukünftigem zu träumen und vollkommen neue Umwelten zu gestalten (vgl. ebd., S. 180).

Being bezieht sich auf das Denken, das Betätigungen vorausgeht, das aus Betätigungen erwächst oder auch auf Betätigungen, die eher mit dem Denken als mit dem Tun assoziiert sind. Maslow beschreibt *Being* als „the contemplation and enjoyment of the inner life" und ergänzt auch ein verändertes Zeiterleben, indem er schreibt, dass „being in a state of being needs no future because it is already there" (Maslow in Wilcock & Hocking, 2015, S. 180).

Being ist eng am Bewusstsein orientiert, das auf „the relationship between the mind and the world with which it interacts" ausgerichtet ist (ebd., S. 181). *Being* als einen Aspekt von *Doing* in Zeiten eines postmodernen Gesundheitswesen anzusprechen, das das Messbare und Nachweisbare betont, ist laut Wilcock noch selten und es bedarf weiterer Forschung, in welcher Weise das Konzept von *Being*, als ein Aspekt von *Doing,* den biologischen und natürlichen Bedürfnissen des Menschen, als Voraussetzung für Gesundheit, gerecht werden kann. Nach Wilcock und Hocking beinhaltet *Being* auch „(the) consideration of higher-order capacities of consciousness and creativity because these appear to be important if people are to find meaning, [...]“ (ebd., 2015, S. 181).

In der Arbeit mit Kindern und Familien kann Coaching (methodisch geübt, anhaltend reflektiert und integriert in die menschliche und professionelle Haltung) durch Gegenwärtigkeit und Präsenz des Coaches im Interventionsprozess für das Kind, die Eltern und bedeutsame Bezugspersonen erleb- und verfügbare Lösungen hervorbringen.

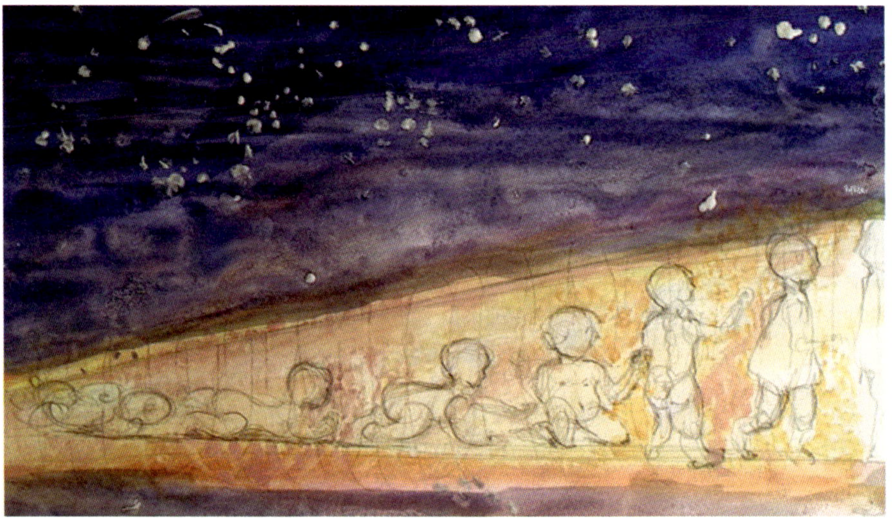

Abbildung 46: Evolution of being

Die Arbeiten über *Being*, als ein wesentlicher Aspekt von *Doing*, können mit vielen weiteren Konzepten wissenschaftlicher ergotherapeutischer Forschung in Beziehung gesetzt und untersucht werden. Wir haben uns für einige Anregungen aus den Arbeiten zum *Use of Self/Therapeutic use of Self/The Intentional Relationship* (Kielhofner, 2008; Taylor 2008; 2009), *The Lived Body* (Mattingly & Fleming, 1994), *Mind Body Unity* (Kielhofner, 2008), *Embodied Mind, Embodied Perception, Reasoning, hier v. a. das Narrative Reasoning* (Feiler, 2003, Schell & Schell, 2018), entschieden, um zu weiteren Diskussionen und zur Spezifizierung ergotherapeutischen Coachings in der Arbeit mit Kindern und Familien anzuregen.

Diese Quellen sind von den Autorinnen subjektiv gewählt und stellen in den Ausführungen lediglich ein Angebot zur eigenen Reflexion über ergotherapeutisches Coaching in der Arbeit mit Kindern und Familien dar.

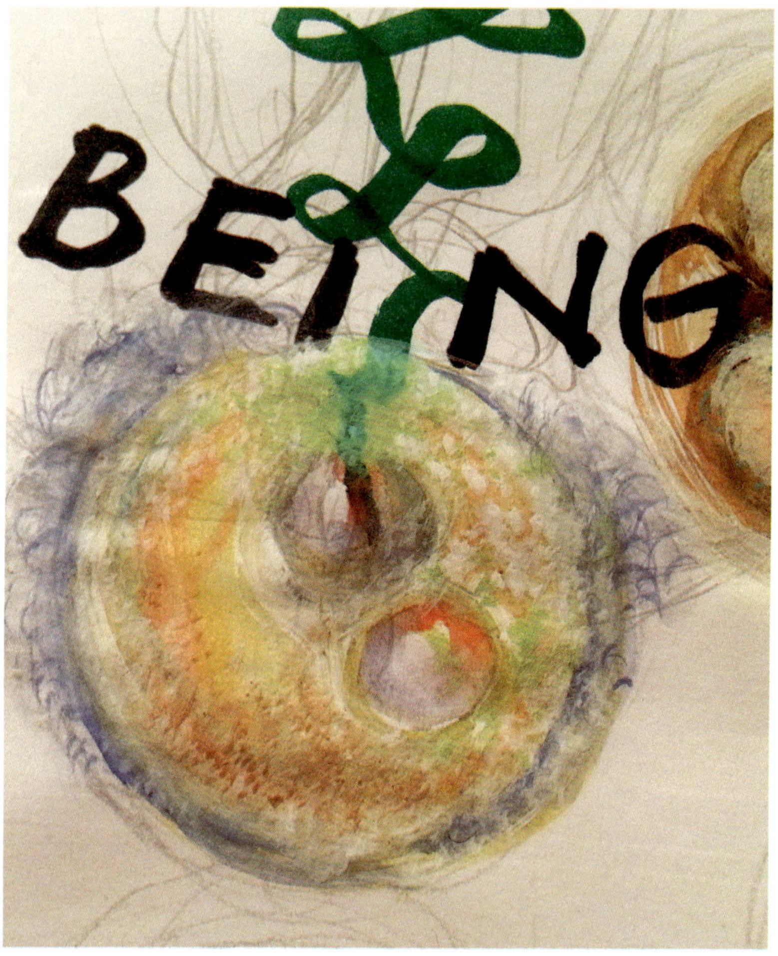

Abbildung 47: Being begins

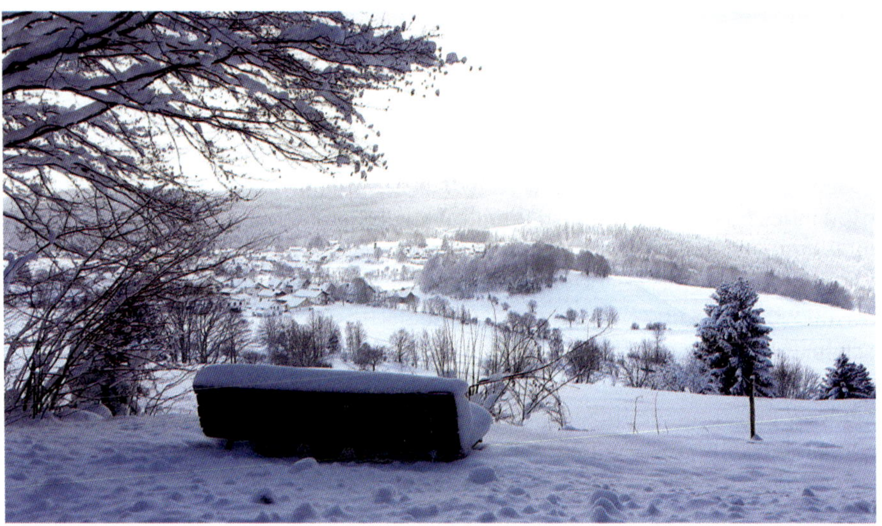

Abbildung 48

„To ‚be' in this sense requires that people have time to discover themselves, to think, to reflect and to simply exist."

(Wilcock, doing, being, becoming, 1999, S. 5)

Ergotherapeutisches Coaching und der Prozess der Selbstaktualisierung

In unserer ergotherapeutischen Praxis haben sich in der Arbeit mit Kindern diverse Konzepte bewährt, um Entwicklung und Lernen zu ermöglichen und diesen Prozess zu begleiten. Allen gemeinsam scheint die *Qualität* der Beobachtungsleistung zu sein, um die jeweilige Leistung eines Kindes während der Durchführung von Handlungen in verschiedenen Kontexten adäquat zu beurteilen. Wir sehen wie Kinder handeln, wie sie bestimmte Aktivitäten ausführen und setzen mit der Interventionsplanung im Alltag der Kinder an. Wir wägen, nach Abgleich interner wie externer Evidenzlage und Abstimmung mit Kind, Eltern und System ab, welche Methoden, Mittel und Konzepte in das praktische ergotherapeutische Setting Einzug halten.

Kinder dabei zu unterstützen, sich selbst als ein sich betätigendes Wesen wahrzunehmen gilt für den gemeinsamen ergotherapeutischen Prozess als handlungsleitend. Um die therapeutischen Interventionen und Strategien an den aktuellen Stand eines Kindes individuell anpassen zu können, sollten ErgotherapeutInnen auch die Bereitschaft mitbringen, sich auf Neues einzulassen.

Das was im Inneren des Therapeuten im Coachingprozess lebendig wird, gilt es in den gemeinsamen Prozess mit einzubringen und sichtbar zu machen.

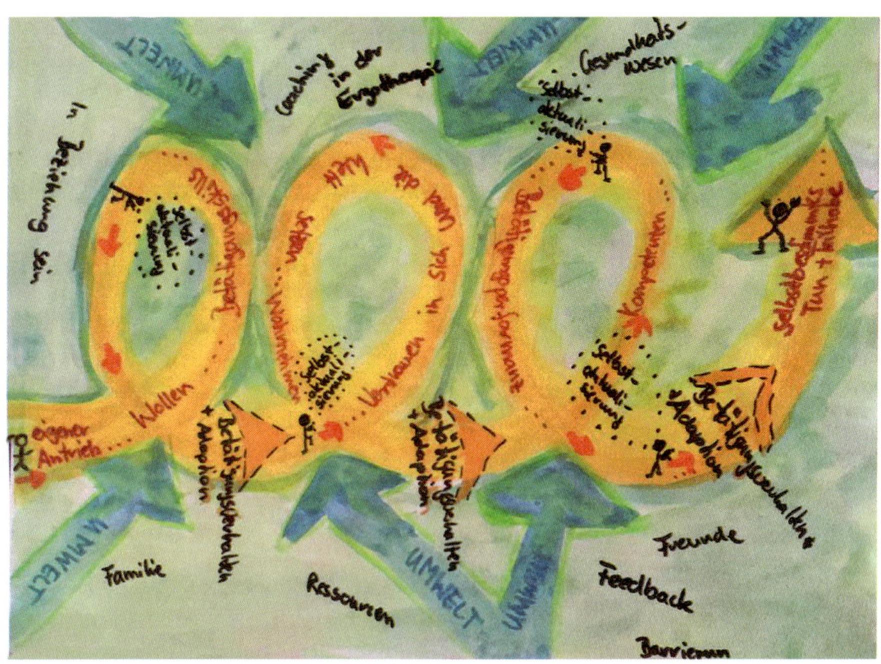

Abbildung 49: Selbstaktualisierungsprozess (in eigener Interpretation)

Dies ermöglicht es Kind, Eltern und anderen bedeutsamen Bezugspersonen, zusätzliche Informationen für den begleiteten Lösungsprozess nutzen zu können und Entscheidungen für sich zu treffen. Für ein Kind kann verbales Feedback eine Möglichkeit sein, seine inneren Abläufe im Außen „wiederzuerkennen" und somit eine Entsprechung und Stärkung zu erfahren. „Mensch, du lachst ja laut beim Schaukeln! Das scheint dir Spaß zu machen!", kann dem Kind signalisieren: „Ich sehe dich! Ich sehe deine Freude! Ich freue mich mit dir und wir haben gemeinsam Teil an diesem Geschehen." (Siehe auch Bezug zu *Client Engagement*.)

In diesem Beispiel sind ErgotherapeutInnen als Teil der Umwelt Impulsgeber. Durch ihr bewusst gesetztes Feedback bzw. das Teilen Ihrer Beobachtung des Kindes in seinem Tun **und** Sein, kann das Kind einerseits Teilhabe im Sinne des gemeinsamen Erlebens einer Situation erfahren, andererseits auch dem Impuls nachgehen, seine Betätigungsorganisation zu adaptieren. Die Verbindung von Bewusstsein und Körper haben schon Kielhofner & Fisher (1998) in ihrer Beschreibung der synchronen Interdependenz erläutert. Und Schlegtendal (2006, S. 167) konstatiert, dass das „erfolgreiche Kind [...] z. B. seine positiven mentalen Erfahrungen für eine bessere neurophysiologische Vorbereitung einer Betätigung (wird) nutzen können". Im ergotherapeutischen Coaching kann davon ausgegangen werden, dass bei Kindern, wenn sie sich ihrer positiven Erfahrungen bewusstwerden, diese positiv verankerten Emotionen auch schon vor einer Betätigungsdurchführung wirksam sind und das Kind dadurch mit Motivation und Freude die Handlung aufnimmt sowie die möglicherweise damit einhergehenden Anforderungen leichter bewältigen kann. Dabei ist das Tun im Jetzt entscheidend für das, was das Kind in dem Moment empfindet und an Erfahrungen mit in sein Selbst- und Weltbild aufnehmen und zum jeweiligen Zeitpunkt integrieren kann.

Carl Rogers geht in seiner Beschreibung des Selbstaktualisierungsprozesses (1984) auf das dem Kind innewohnende Wollen und Bestreben, sich zu entwickeln, ein. Kielhofner und Fisher (1998) zeigen auf, dass der Prozess des Kindes, sich selbst zu aktualisieren immer auch in und mit Umweltbegebenheiten erfolgt. ErgotherapeutInnen als Coaches können als Bestandteil der Umwelt auf den Prozess der Selbstaktualisierung eines Kindes Einfluss nehmen, indem sie in dessen Umwelt präsent sind, *Zeuge sind,* von dem was ist.
Durch diese Qualität der Präsenz im Coachingprozess kann in der therapeutischen Beziehung Nähe entstehen und Vertrauen in die Intervention, und das Kind kann in den gemeinsamen Prozess hineinwachsen. Es erhält Resonanz über sein Tun und das Wie seines Tuns.

Findet dies zu einem Zeitpunkt und unter Umständen statt, die es dem Kind ermöglichen, die Impulse der TherapeutIn in das eigene Erleben zu integrieren, so kann es das Selbst aktualisieren, indem Innen und Außen abgeglichen und auf Kongruenz zum eigenen Erleben überprüft werden. Die so gewonnenen Erkenntnisse zur Betätigungsidentität und -kompetenz finden in der individuellen *Occupational Adaption* (Kielhofner, 2008; Taylor et al., 2017) ihre Entsprechung.

Einmal angenommen, wir treffen in der ergotherapeutischen Praxis auf ein Kind, das bereits begonnen hat, Herausforderungen und Schwierigkeiten auf der Handlungsebene auf der Ebene des Selbst zu verarbeiten. Es erlebt sein Handeln und somit „sich selbst“ möglicherweise als problembehaftet. Um dem Kind „Handlungsspielraum“ zu ermöglichen – einen Rahmen, um Einstellungen über „sich Selbst“ kritisch zu überprüfen – kann im ergotherapeutischen Coaching die Methode der Externalisierung hilfreich sein um „einen Unterschied“ zu machen.
Der australische Sozialarbeiter und Psychotherapeut Michael White (1948–2008) beschreibt in dem Buch „Die Zähmung der Monster“ auf eindrucksvolle Weise, wie es im therapeutischen Prozess möglich wird, ein Problem von der persönlichen Identität eines Menschen / des Kindes zu trennen. Dabei wird der Erzählung, also der Narration Gewicht verliehen. Es geht darum, die Geschichte hinter der Geschichte zu erkennen und sich diese vom Gegenüber, dem Kind, der Familie beschreiben zu lassen.

Diese Dekonstruktion (White, 1990) kann von verschiedenen Fragestellungen begleitet werden, die diese gemeinsame Entdeckungsreise von der problembehafteten Sichtweise hin zur individuellen Lösung leiten. Mögliche Fragestellungen im ergotherapeutischen Setting wären z. B. „Was meinst du ... sollen wir ... auch hier zu uns einladen?“, „Was würde passieren, wenn ... es käme?“, „Wie macht sich ... in deinem Alltag bemerkbar?“ oder „Wie genau beeinflusst dich ... (in deinem Selbstbild)?“.

Externalisieren

Mit der Technik des Externalisierens (White / Epston 1990) verselbstständigt sich das Problem und löst sich vom Klienten ab.
Dies ist ein kreativer Prozess, der Entlastung bietet, Anregungen für neue Sichtweisen liefert und Spielräume für Veränderungen eröffnet.

Ein Beispiel aus der Praxis:
L. (8 Jahre) kommt zur Ergotherapie, und seine Mutter berichtet, dass ihr Sohn starken Widerstand bei Bearbeitung der Hausaufgaben und in der Situation auch ihr gegenüber zeigt. Als wir uns im Gespräch befinden bemerke und spüre ich die Gegenwehr, während ich gleichzeitig seine Unsicherheit und sein Unwohlsein gegegenüber dem Thema wahrnehme. Ich biete ihm die Externalisation an, nachdem ich ihm erklärt habe, um was es sich dabei handelt. L. steigt sofort darauf ein und malt ein Hausaufgabenmonster. Der Junge, der laut aktuellem Rezept Schwierigkeiten in der Fein- und Grafomotorik, eine Aufmerksamkeitsstörung und eine Rechtschreibstörung diagnostiziert bekommen hat, zögert keine Sekunde und ist sofort dabei. Das Monster platzt förmlich aus ihm heraus.

Auf die Frage, was er nun mit dem Monster tun möchte, entgegnet er, er wisse genau, wo das jetzt hinkomme. Ich bleibe gespannt. Als er eine Woche später wieder zu mir in die Ergotherapie kommt, erzählt er mir voller Stolz, er habe sein Monster zu Hause gezeigt (so wie vorab besprochen, eingeladen) und dann zusammen mit seinen Eltern in einen Tresor gesteckt.

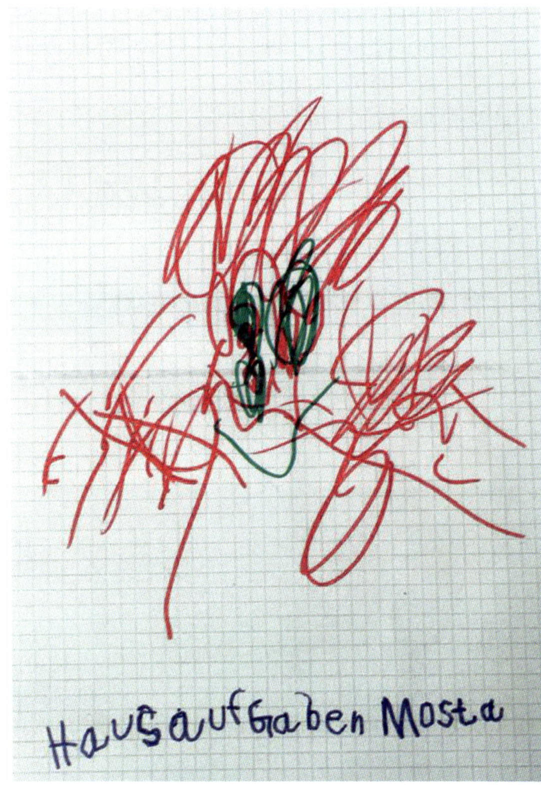

Abbildung 50: Das Hausaufgabenmonster

Erstmal sollte es dort sicher verwahrt werden, weil böse Menschen auch ins Gefängnis kommen. Als ich sage, dass ich in meinem Tresor eher die wichtigen Sachen aufbewahre, also meinen Pass, mein Geld und wichtige Dokumente, hält er inne. Ich bemerke dieses Innehalten, halte es aus, gebe ihm Raum zu denken und „sich" wiederzufinden. Dann steige ich wieder ein, frage, an was er gerade denkt. Ob sein Monster auch etwas Schützenswertes hat. Er sagt, ohne zu warten, ja das Monster sei zwar ein Monster, aber das Monster schütze ihn auch davor, traurig zu sein und weinen zu müssen, wenn er etwas nicht gleich kann. Ich höre seine weinerliche Stimme, ich sehe seinen unsteten Blick, ich entgegne, dass er dann hier in der Ergotherapie doch ziemlich am richtigen Ort sei, weil wir hier gemeinsam das erarbeiten können, was er braucht, um seine Aufgaben zu bearbeiten und Lösungswege zu entdecken.

Ich lasse Zeit, meine Worte wirken nach ... ich spüre weniger Widerstand und weniger Unsicherheit. Ich biete ihm an, gemeinsam zu überlegen, welche Zieldimensionen in der ergotherapeutischen Praxis möglich sein können. Ich biete ihm an, selbst aktiv zu werden und sich als einen aktiven Menschen zu erleben.

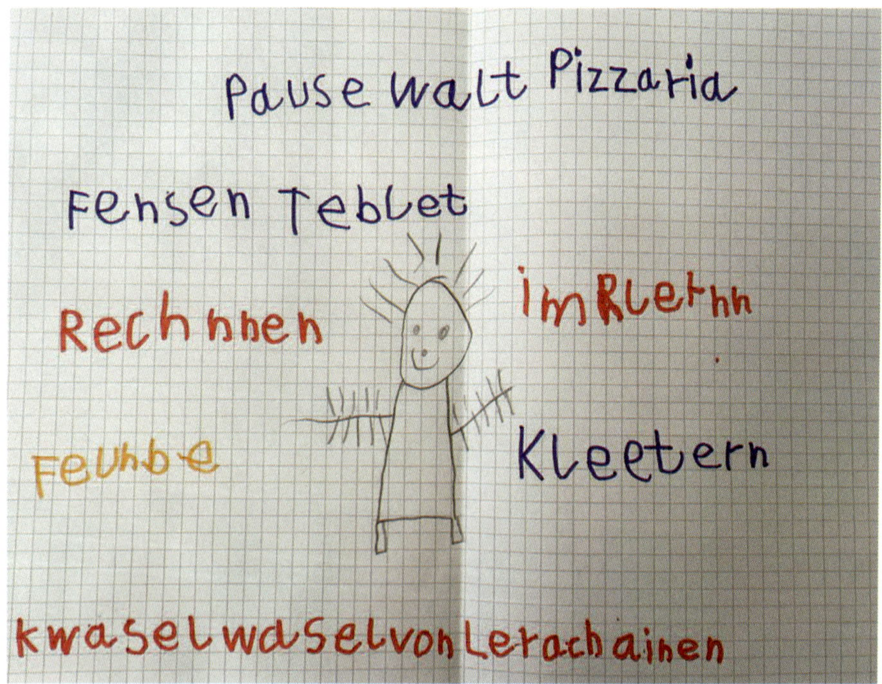

Abbildung 51: Der aktive L.

Coaching und Use of Self

Das vorhergehende Beispiel veranschaulicht sowohl die Veränderungsmöglichkeiten für das Kind, die aus einer vertrauensvollen Beziehung von Kind und ErgotherapeutIn erwachsen können, als auch, wie die ErgotherapeutIn sich selbst nutzt und in welcher Weise sie sich in die therapeutische Beziehung einbringt, um das Kind zu Veränderungen zu befähigen.

Sehr schön beschreibt Rogers die Kraft von Offenheit und Präsenz in der therapeutischen Beziehung: „I am inclined to think that in my writing perhaps I have stressed too much the three basic conditions (congruence, unconditional positive regard and empathic understanding). Perhaps it is something around the edges of those conditions that is really the most important element of therapy – when myself is very clearly, obviously present.“ (Rogers, in Baldwin 1987) Zu ergänzen wäre vielleicht die Aussage von Hartmut Rosa, der Wechselseitigkeit von Beziehungsaufbau und -erhalt auch als Response-Resonanz bezeichnet (Rosa, 2016).

Je mehr sich ErgotherapeutInnen ihrer Selbst in der therapeutischen Beziehungsgestaltung bewusst sind und sein können, umso mehr können sie im Jetzt und Hier des Interventionsprozesses Präsenz zeigen, Raum schaffen, für das, was JETZT ist, für das, was ansteht und zur Sprache kommen möchte. Im ergotherapeutischen Coaching macht es einen Unterschied für alle Beteiligten, ob sich die Therapeutin ihre eigene Haltung in der individuellen Intervention bewusst macht – und dies immer wieder neu – reflektierend oder nicht. Durch den Einsatz spezifischer Strategien oder unseres Selbst (*Therapeutic Use of Self*, Taylor, 2008) kann die Beziehung tragen und Menschen werden dazu befähigt, ihre Betätigungsentwicklung, also ihr Leben, immer wieder an innere und äußere Bedingungen anpassend, bewusster zu gestalten.

In der internationalen Literatur wird der Gestaltung der therapeutischen Beziehung viel Bedeutung zugeschrieben (Anderson & Hinojosa, 1984; Eklund, 1996; Kielhofner, 2009; Solman 2016) Cole & McLean (2003) und zuvor Punwar & Peloqui (2000) sehen im *Use of Self* den bewussten Prozess der Auseinandersetzung mit Eigenem und Anderem im und während des Interventionsprozess(es). *Therapeutic Use of Self* wird unter anderem als „planned use of his or her personality, insights, perceptions, and judgements as part of the therapeutic process“ (Punwar & Peloqi, 2000, S. 285) definiert. Kielhofner sah im *Therapeutic Use of Self* die Möglichkeit, Menschen zu ermutigen, sich in Handlungen einbinden zu lassen (Kielhofner 2004, 2009).

Die Bedeutung des *Use of Self* zeigt sich in der ergotherapeutischen Literatur auch in vielen Forschungsarbeiten, so z. B. in der Verbindung zur Klientenzentrierung und dem kollaborative Ansatz (Anderson & Hinojosa, 1984; Restall, Ripat & Stern, 2003; Townsend, 2003) oder der Bedeutung von Fürsorge und Empathie (Xerxa,

1980; Eklund & Halberg, 2001; Peloquin, 2005) für einen gelingenden therapeutischen Prozess.

Mosey (1986) spricht auch vom *Conscious Use of Self* der ErgotherapeutIn, der es Menschen ermöglicht, sich angstfrei und vertrauensvoll im therapeutischen Prozess zu bewegen. The *Conscious Use of Self* is „the use of oneself in such a way that one becomes an effective tool in the evaluation and intervention process" Mosey, 1986, S. 199).

Taylor et al. entwickelte 2008 das *Intentional Relationship Model*. Dieses Modell zeigt Verbindungen der eigenen Person auf und wie diese den Interventionsprozess im Bewusstsein, selbst Wirkfaktor zu sein, aktiv gestalten kann.

Das Modell ergänzt bestehende konzeptionelle Modelle, um Wirkfaktoren und dynamische Bezüge der Person in ihrer Berufspraxis zu veranschaulichen.

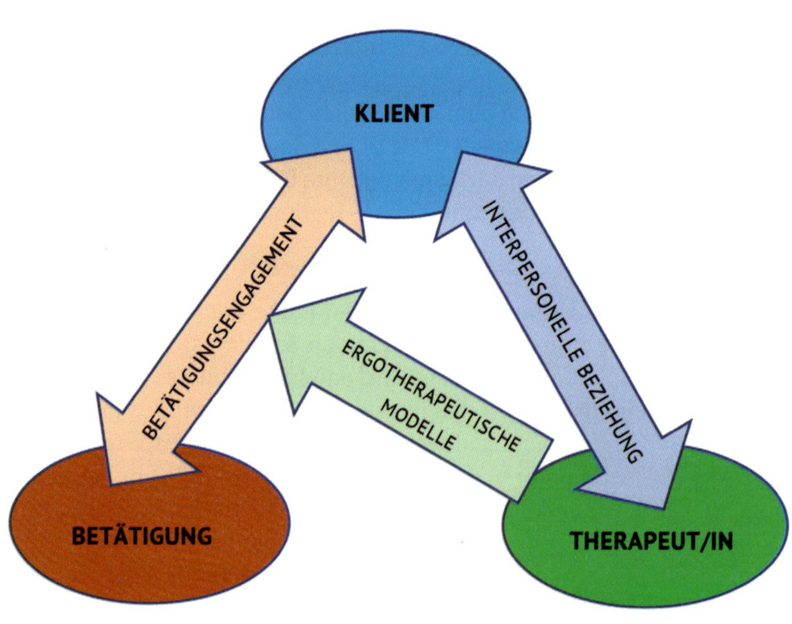

Abbildung 52: Beziehung von Klient, TherapeutIn und Betätigung im ergotherapeutischen Kontext (eigene Adaption nach Taylor, 2008, S. 46)

Nach Taylor (2008) stehen ErgotherapeutInnen bestimmte Modi in der therapeutischen Beziehung zur Verfügung, um diese aktiv zu gestalten. Sie identifiziert diese als

- beratend tätig sein
- kollaborativ
- mitfühlend / einfühlend – ermutigend
- instruierend
- problemlösend sein

Im ergotherapeutischen Coaching mit Kindern und Familien kann das *Intentional Relationship Model* als ein weiterer Reflexions- und Reasoningbaustein hinzugezogen werden. Um Kinder und ihre Eltern / bedeutsamen Bezugspersonen zum Betätigungsengagement zu befähigen, lohnt sich die Frage, wer und / oder was die ErgotherapeutIn zum jeweiligen Zeitpunkt der Intervention für das Kind und dessen Familie ist.

- Welche Rolle wird ihr in Bezug auf die Lebenssituation des Kindes/der Eltern zum jetzigen Zeitpunkt und / oder in Bezug auf ein konkretes Anliegen des Kindes / der Eltern zugeschrieben?

- Welche hat sie tatsächlich in Bezug auf die Lebenssituation des Kindes / der Eltern zum jetzigen Zeitpunkt und / oder in Bezug auf das Anliegen des Kindes / der Eltern?

- Inwieweit werden Hypothesen und Realitätsabgleich in den Aufbau der therapeutischen Beziehung mit hineingenommen?

- Wer kann die ErgotherapeutIn für das Kind / die Familie / das Anliegen sein und was kann sie tun? Und was nicht?

Im ergotherapeutischen Coaching sind diese Fragestellungen, das bewusste zur Sprache bringen von Hypothesen und deren Realitätsabgleich, im Hinblick auf die eigene(n) berufliche(n) Rolle(n) und wie diese gelebt wird/werden, ein wesentlicher Teil, um Kinder wie Eltern Gleichwertigkeit, Respekt und Authentizität entgegenzubringen und diese damit auch ihnen selbst zu ermöglichen.

> ***„‚Being‘ is about being true to ourselves, to our nature, to our essence and to what is distinctive about us to bring to others as part of our relationships and what we do.“***
>
> *(Wilcock, 1999)*

Raum und Zeit für Reflexion

Nimm dir einen Moment Zeit, bevor du dich mit den Fragen beschäftigst.

Nimm deinen Körper bewusst wahr. Wo bist du gerade im Innen wie im Außen?

Lass deinen Atem fließen.

Wenn du soweit bist ...

1. *Use of Self:* Wie setze ich mich selbst aktiv im therapeutischen Prozess ein? Was genau tue ich?

____

____

____

____

____

2. Was tue ich zuerst?

____

____

____

____

____

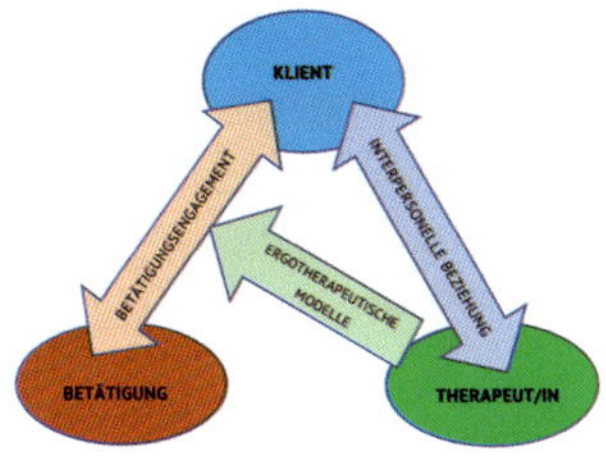

3. Was tue ich noch?

____

____

____

____

____

4. Mit welchem Ergebnis? (Für das Kind, für die Eltern, für die Familie, für den Prozess, für das Ziel)

____

____

____

____

____

„Conscious use of self includes but is greater than rapport and the art of practice."

(Mosey, 1986, S. 199)

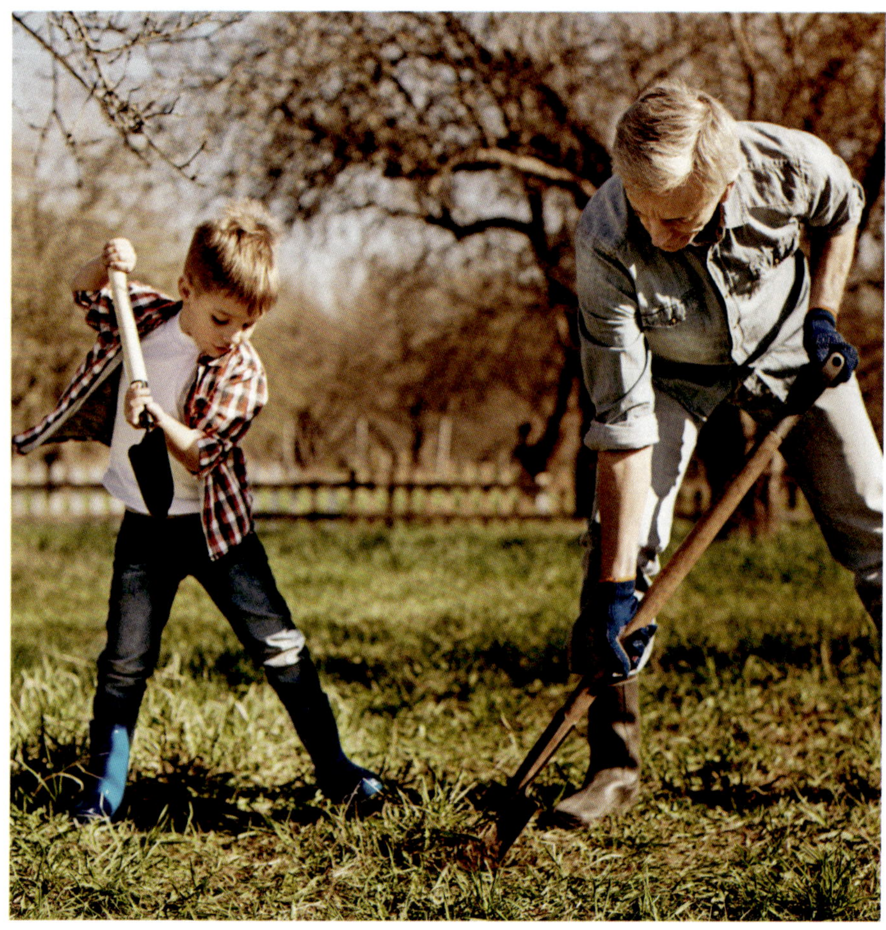

Abbildung 53: Opa und Enkel im Garten – Rollenskripte entstehen (© zinkevych – Fotolia.com)

Ergotherapeutisches Coaching und Rollen

Wer und was bin ich für das Kind und die Eltern?

Menschen erwerben und erlernen Rollen (Fein, 1990 in Kielhofner, 2005, S. 99). Eine Rolle kann als „Satz von Aktivitäten und Beziehungen, der von einer Person in einer bestimmten Gesellschaftsstellung und von anderen [ihr] gegenüber erwartet wird“ beschrieben werden (vgl. Bronfenbrenner, 1989, S. 97). Unsere öffentliche und unsere persönliche Identität scheint gemäß der Rollentheorie durch unsere angenommenen Rollen geprägt. Dies bedeutet nicht, dass alle Menschen, die eine bestimmte Rolle übernehmen, auch dieselbe Rollenidentität erleben.

Die verinnerlichte Rolle wird sehr persönlich erlebt. Fein (1990) zufolge wird „die Rolle einer Person durch ihr persönliches Verständnis des eigenen Tuns“ definiert. „Die Rolle setzt sich aus den Absichten und aus dem Verständnis einer Person zusammen“ (Kielhofner et al., 2008, S. 100). Miller (1983) hingegen vertritt den Standpunkt, dass „unsere persönliche Identität die integrierte Sammlung unseres Bewusstseins all unserer verschiedenen Rollen ist“ (Miller 1983 in Kielhofner, 2008, S. 100).

… „I hold many identities, I embrace paradox“ …

Dieses Rollenskript definiert Miller als eine „Kombination von Schemata, die die Wahrnehmung, die Kommunikation, die Beurteilung und die Handlungen gegenüber anderen Menschen bestimmen“ (Miller 1983 in Kielhofner, 2008, S. 100). Das Rollenskript ermöglicht es dem Menschen, Erlebnissen Sinn zu verleihen.
Wenn es um Veränderung geht, wird eine Fixierung auf bereits bekannte Rollen und Handlungsmuster sowohl für Familien, als auch für ErgotherapeutInnen als entwicklungshemmend angenommen (Flammer, 2015). Neue Handlungsmuster zu erproben, erworbene Rollen dynamisch und flexibel zu nutzen und in Bezug zueinander zu verstehen, kann für ErgotherapeutInnen mit der Aufnahme von Coaching in ihr berufliches Handlungs- und Interventionsrepertoire ermöglicht werden. In der Arbeit mit Menschen wird immer auch zugleich der Gegenstand des Berufs gedehnt und auf Identität, Wirksamkeit und Nachhaltigkeit hin untersucht. Bestand und Wert werden ebenso überprüft wie die Menschen, die den Beruf ausüben: also wir ErgotherapeutInnen.

Rollen sind wie Hüllen in unserem Lebenslauf, die wir mit Leben füllen, verändern und mit denen wir unsere (Lebens-)geschichte schreiben.

Auch gesellschaftliche und ökonomische Entwicklungen haben Einfluss auf die Entwicklung und das Entstehen neuer ergotherapeutischer Angebote und wie wir uns selbst in den Interventionsprozessen mit den Menschen, mit denen wir arbeiten verstehen und diese Prozesse nutzen können. Veränderung erfordert von ErgotherapeutInnen „[...] neben der behandelnden, begleitenden und beratenden Rolle, eine coachende und fürsprechende Rolle einzunehmen“ (le Granse, 2016, S. 11).

In der Arbeit mit Kindern und Familien begegnen wir Rollen in unterschiedlichen Entwicklungsphasen. Kinder befinden sich im Prozess, Rollen zu erlernen und zu erwerben. Dieser „Satz von Aktivitäten und Beziehungen, der von einer Person in einer bestimmten Gesellschaftsstellung und von anderen [ihr] gegenüber erwartet wird“ (Bronfenbrenner, 1989, S. 97), wird im Entwicklungs- und Reifungsprozess des Kindes und im gemeinsamen Leben mit den Eltern / der Familie einverleibt und vom Kind, in seiner Einzigartigkeit zu lernen, individuell verknüpft und ausgestaltet – also in den Identitäts- und Individuationsprozess mit aufgenommen.

Eltern und andere bedeutsame Bezugspersonen haben sich in ihrer lebensgeschichtlichen Entwicklung schon unterschiedlichste Rollen einverleibt und ihr Rollenrepertoire ist komplexer. Wie Eltern ihre Mutter-/Vater-/Elternrolle leben, wie sie sich selber in Bezug zu dieser Rolle fühlen, mit welchen Betätigungen sie diese ausfüllen, wie sie die Mutter-/Vaterrolle selber in Bezug zu ihren weiteren (Lebens-)rollen verstehen und bewerten und wie sie all dies sowohl bewusst und aktiv, als auch unbewusst und über die Art und Weise ihres Da-seins mit dem Kind vermitteln und kommunizieren, ist bedeutsam und prägend für das Kind. Wenn es uns möglich ist, in der Arbeit mit Kindern und Familien zu Bewusstsein, Verbindung und Loslösung, Authentizität und Selbstbestimmung im Miteinander beizutragen und wir sie dazu befähigen können, dies in ihrem Betätigungsverhalten im Alltag bewusst zu leben und immer wieder selbstbestimmt und gesundheitsfördernd anzupassen, dann haben wir viel für sie und mit den Familien erreicht.

Ergotherapeutisches Coaching kann über den Weg der Methode, Haltung und als Präsenz Kindern und deren Eltern, Familien/ bedeutsamen Bezugspersonen durch Allparteilichkeit, Gleichwertigkeit und Lösungslosigkeit im gemeinsamen Prozess Raum schaffen, damit diese sich klären, (neu) in Beziehung setzen und finden können. Somit kann „Neues“ in ihre Betätigungsentwicklung aufgenommen werden und wird in und durch Betätigungen in ihrem Alltag lebbar.

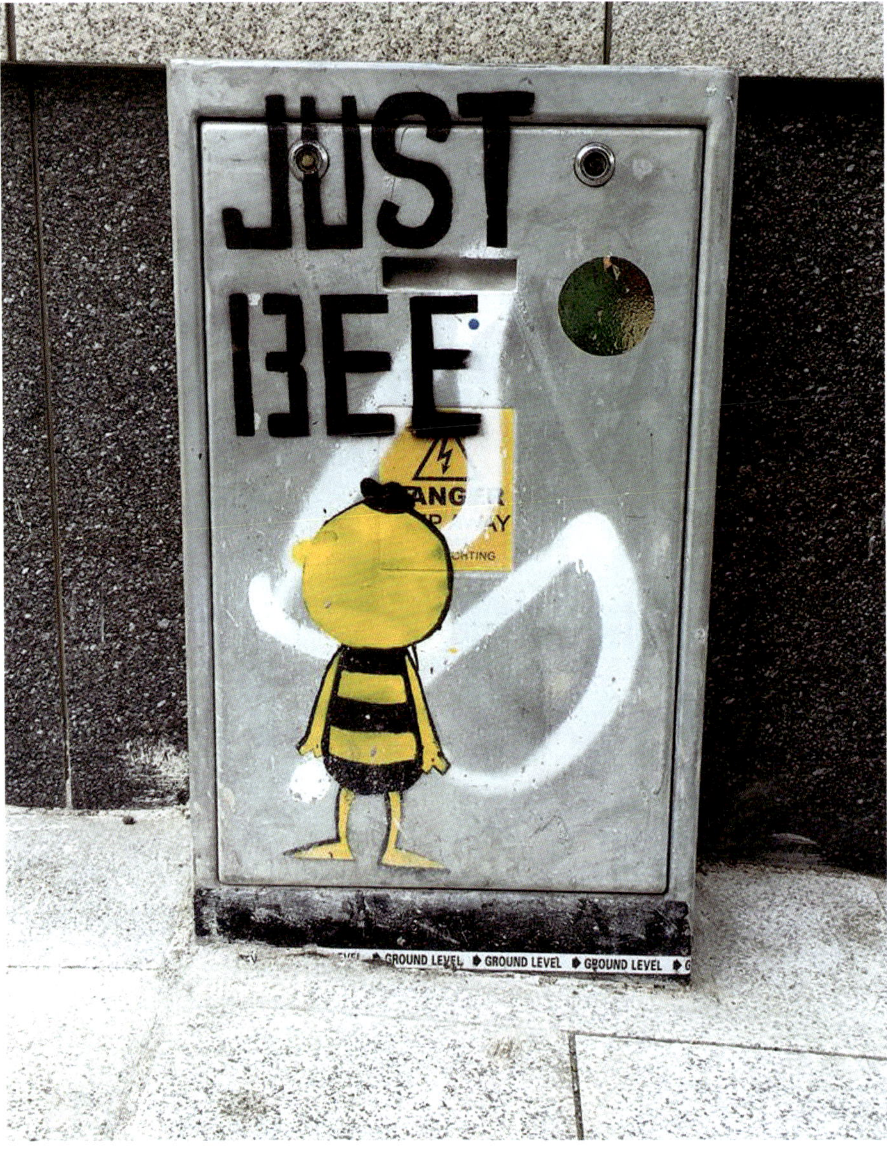

Abbildung 54: Just Bee

> ***„Maybe I need to be more aware of the being so that I can become more reflective of the doing and its impact on the becoming."***
>
> *(V. Pols, pers. komm., 1998)*

Raum und Zeit für Reflexion

Rollen

Nimm dir einen Moment Zeit, bevor du dich mit den Fragen beschäftigst.

Nimm deinen Körper bewusst wahr. Wo bist du gerade im Innen wie im Außen?

Lass deinen Atem fließen.

Wenn du soweit bist ...

1. Wenn ich als Coach „Prozessbegleiter“ bin, wie kann ich den Prozess begleiten, wenn ich Teil des Prozesses bin?

2. Wie kann mir mein Wissen um berufliche Rollen (z. B. *Advocat, Collaborater, Consultant, Coordinator, ...*) in Reasoning- und Reflexionsprozessen hilfreich sein, und wie stehe ich handelnd in Bezug zu diesen Rollen?

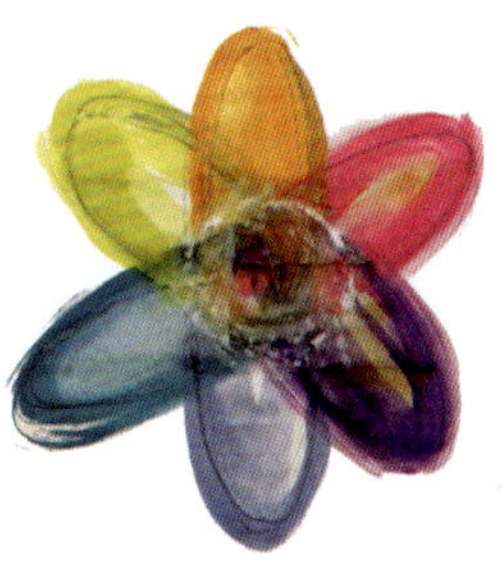

3. *Ein Spiel: „Das Hypothesenkarussell“*
   Bei meinem nächsten Zusammentreffen mit Kindern / Eltern / Familien probiere ich einen „Filter“ aus: Ich stelle Vermutungen an: „Wer und was bin ich für das Kind und die Eltern?“
   Ich beobachte meine Gedanken und wodurch diese entstanden sind: Ein Wort? Eine Geste? Ein Blick? Eine Pause im Gespräch ...
   Ich schreibe meinen Lernertrag hier auf:

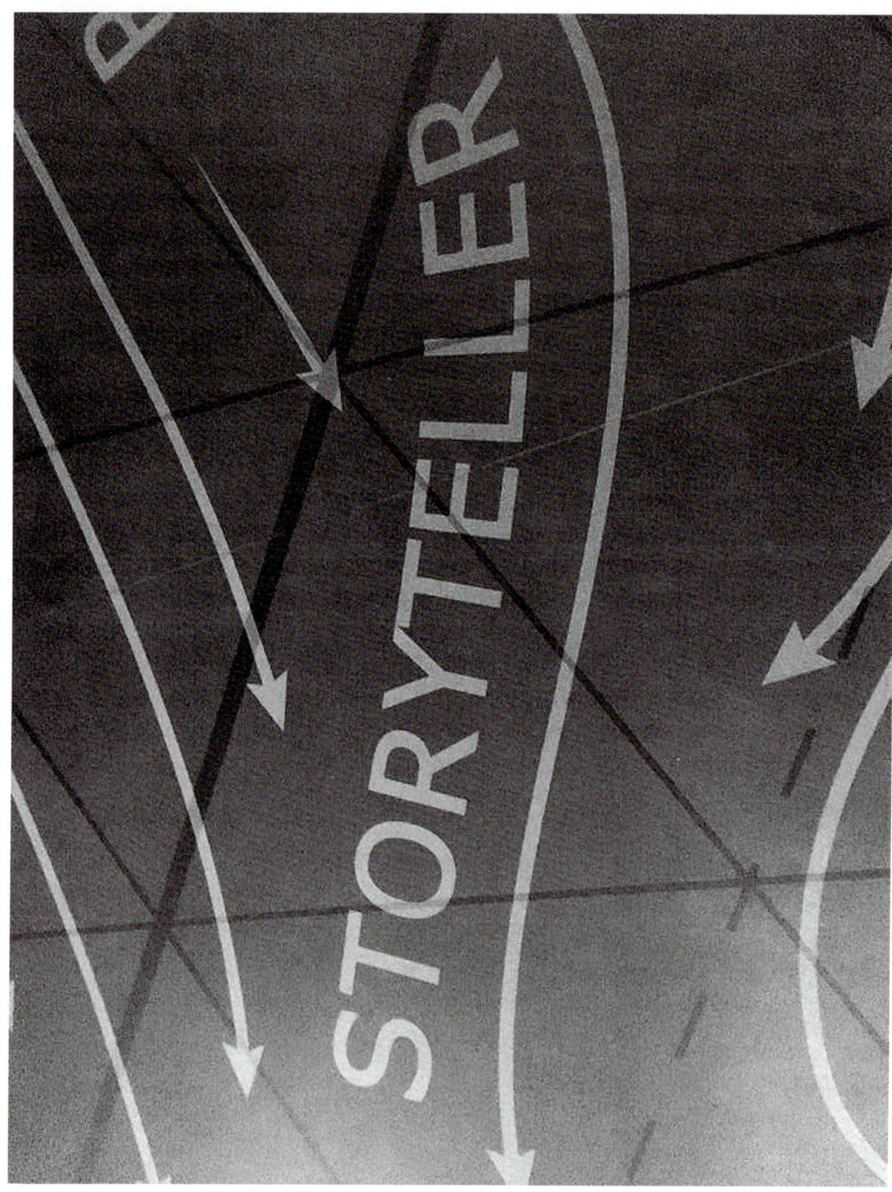

Abbildung 55: Storyteller (eigenes Bildmaterial aus dem EPIC Museum Dublin)

> ***„Narrative or story is an organizational scheme of subjectively sequenced events that reveal causal relationships, communicates and shapes experience, and creates and expresses meaning through a coherent whole or plot."***
>
> *(Hamilton, 2001 in Schell, 2018, S. 174)*

Coaching und Narration

„The use of narrative and life history method is not a matter of it taking more or less time, it is a matter of being the essence of practice.“

(Burke & Kern, 1996, S. 391)

Im narrativen Reasoning geht es um Geschichten, die erzählt werden. In unserem Kontext um die gemeinsame ergotherapeutische Geschichte.
Diese beginnen wir, wenn eine ErgotherapeutIn ihre PatientIn/KlientIn kennenlernt.
Sie / er interessiert sich für die Geschichte des Gegenübers und will verstehen, wer dieser Mensch ist, der zur Ergotherapie kommt und welche Einschränkungen die Lebenswelt des Gegenübers gerade am meisten beeinflussen. Durch die Geschichte die ein Patient/Klient erzählt, erhält die TherapeutIn wertvolle Informationen des Gegenübers, um gemeinsam an Lösungen zu arbeiten.

Es gibt im narrativen Reasoning drei verschiedene Formen von Geschichten (vgl. Denhardt & Schaefer, 2012; Klemme & Siegmann, 2014):

1. Geschichten, die KlientInnen erzählen
2. Geschichten, die ErgotherapeutInnen über KlientInnen erzählen
3. Die gemeinsame Geschichte von ErgotherapeutIn und KlientIn

Leitfragen strukturieren das Denken der ErgotherapeutIn während der Reasoningprozesse. Maria Feiler (2003, 2011) gilt als deutschsprachige Vorreiterin für die Formulierung von Leitfragen zu den einzelnen Reasoningformen für die Ergotherapie.

Leitfragen zum Narrativen Reasoning:
„Verstehe ich, was die Krankheit für meine PatientIn / KlientIn bedeutet?“
„Kenne ich ihre / seine Lebensgeschichte?“
„Welche Geschichten erzähle ich über meine KlientIn?“
„Wie ist unsere gemeinsame ergotherapeutische Geschichte?“

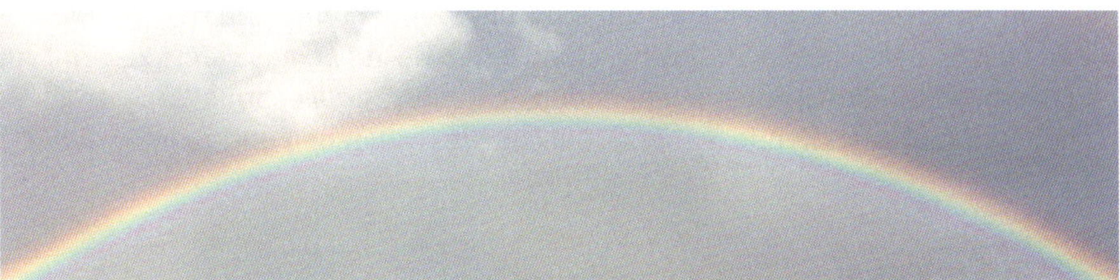

Abbildung 56: Lifestories

„Narrative is a mode of perceiving the world.“

(Brunner, 1986; Czarniawska, 2004 in Schell, 2018, S. 172)

Das Hauptmerkmal der Narration ist ihre subjektive und intensiv-persönliche oder phänomenologische Natur (vgl. Hamilton in Schell, 2018, S. 174). Narratives Reasoning schafft Verbindungen zwischen Vergangenheit, Gegenwart und Zukunft von Menschen (vgl. McKay & Ryan, 1995 in Schell, 2018, S. 193) und ist eng verwoben in unserem täglichen Erleben, in dem wir Zeit strukturieren, unsere Identität ausbilden und unserem Leben Sinn und Bedeutung geben. Wenn wir uns an den Anfang dieses Buches erinnern, in dem das enge Verwobensein von Bedeutung und Zweck in Betätigungen, definiert als *Eingebunden-Sein durch ein Gefühl von Bedeutung oder Zweck, entstanden oder erfahren durch das Tun* (vgl. Fisher, 2018, S. 26) geschildert ist, so findet diese *Qualität*, nämlich das „Ganze" in und mit seinen Verbindungen zu verstehen und einzubeziehen, seine Entsprechung und Resonanz in der Narration.

„Our life stories come to constitute our perception of reality because we tell, retell, and enact them."

(Mattingly, 1994 in Schell, 2018, S. 179)

Im ergotherapeutischen Coaching sind wir in der Arbeit mit Kindern nah an der Verwobenheit und dem Ausdifferenzieren von individueller Wirklichkeit, Phantasien und Geschichten, was auch dieses Zitat von Rosenkranz eindrucksvoll beschreibt:

„Kinder sind besonders in den ersten 10 Lebensjahren fähig, ganz natürliche Visionen zu haben. Sie sprechen zu Spielgefährten, die nur sie selbst sehen und hören können. Kinder sind die meiste Zeit in Trance, in Kontakt mit ihrem Unbewussten. Wahrscheinlich hängt damit auch ihre großartige Lernfähigkeit zusammen. Dabei produzieren sie Alpha-Wellen. In diesem lernfähigen Zustand wirken auch unsere Zukunftsvorstellungen." (Rosenkranz, 1994, S. 115)

Mütter oder Väter können sich, vielleicht bedingt durch das noch junge Lebensalter ihres Kindes, zum Zeitpunkt der therapeutischen Intervention in einem Prozess befinden, in dem sie sich in die erst neuen Rollen als Mutter oder Vater einfinden müssen. Gleichzeitig können sie sich, aufgrund der bestehenden oder erst durch die Geburt (re-)aktivierten Erfahrung, „Kind einer Mutter / eines Vaters zu sein", in eigenen Individuationsprozessen befinden, in denen es gleichermaßen gilt, „eigene und neu (zu) gestaltende (Lebens-)Geschichte/n zu leben und zu integrieren".

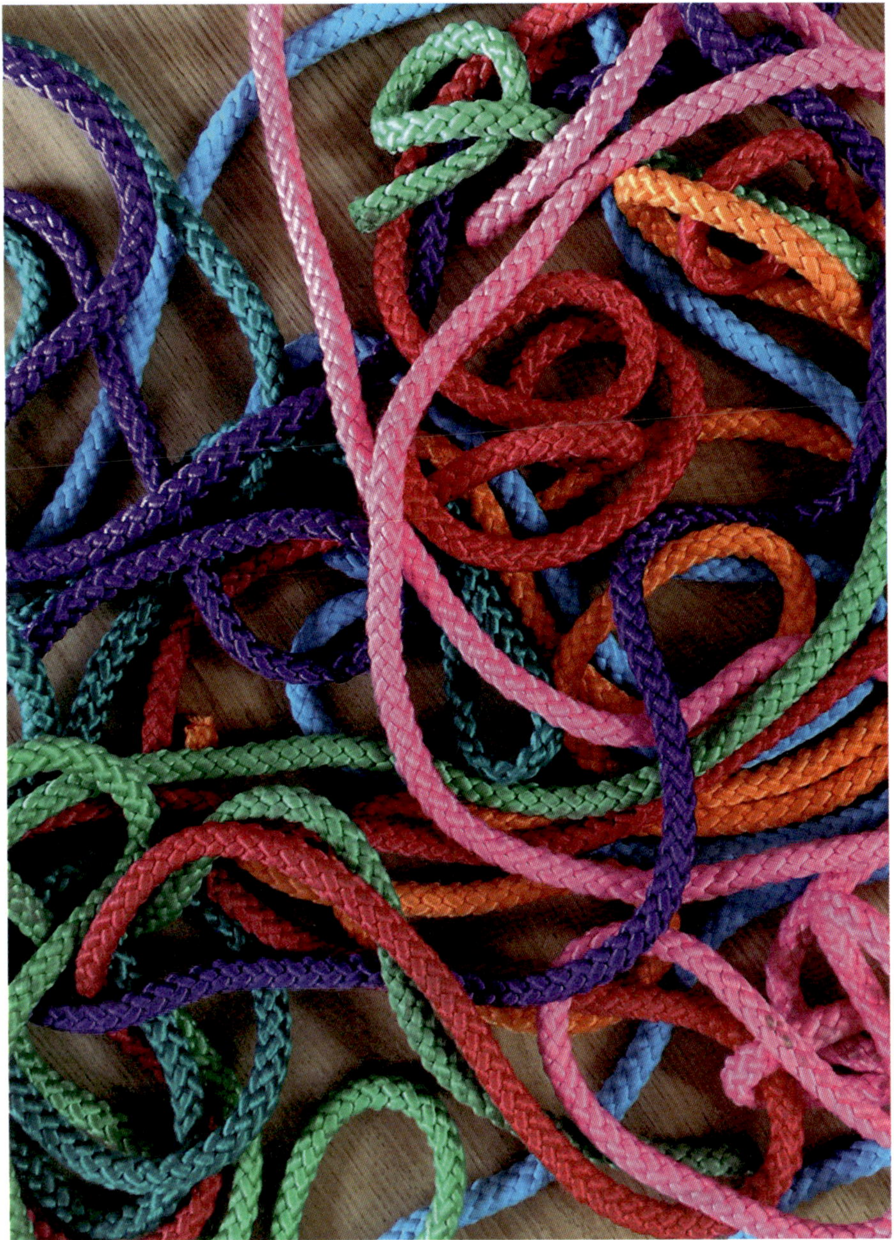

Abbildung 57: Es gibt immer einen roten Faden …

> *„Occupational therapy is a life-editing and narrative-revision process of storytelling and story making.“*
>
> *(Hamilton in Schell, 2018, S. 193)*

Im ergotherapeutischen Coaching mit Kindern und ihren Familien hören wir genau auf die Geschichten, die uns Kinder und / oder Eltern erzählen, und achten darauf, welche Bilder und Metaphern sie mit uns teilen. Immer gilt es, die Qualität im Sinne des ganzen Menschen und wie dieser in dem, was er sagt und tut präsent ist, zu beachten, wertzuschätzen und für den Coachingprozess dahingehend zu nutzen, dass Kinder und ihre Eltern die Möglichkeit erhalten, „Anpassungen" in ihrem Leben vornehmen zu können, die Bewusstheit, Autonomie, Selbstbestimmtheit und soziales Eingebundensein sowie Gesundheit und Lebensqualität erhöhen.

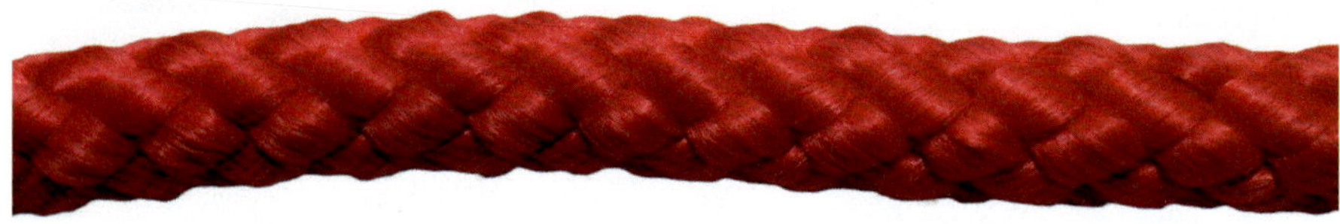

*Leid- oder Leitfaden für Veränderung **

„Erste Szene: Ich gehe die Straße entlang. Da ist ein tiefes Loch im Gehsteig. Ich falle hinein. Ich bin verloren ... Ich bin ohne Hoffnung. Es ist nicht meine Schuld. Es dauert endlos, wieder herauszukommen.

Zweite Szene: Ich gehe dieselbe Straße entlang. Da ist ein tiefes Loch im Gehsteig. Ich tue so, als sähe ich es nicht. Ich falle wieder hinein. ich kann nicht glauben, schon wieder am gleichen Ort zu sein. Aber es ist nicht meine Schuld. Immer noch dauert es lange, herauszukommen.

Dritte Szene: Ich gehe dieselbe Straße entlang. Da ist ein tiefes Loch im Gehsteig. Ich sehe es. Ich falle immer noch hinein ... aus Gewohnheit. Meine Augen sind offen. Ich weiß, wo ich bin. Es ist meine eigene Schuld. Ich komme sofort heraus.

Vierte Szene: Ich gehe dieselbe Straße entlang. Da ist ein tiefes Loch im Gehsteig. Ich gehe darum herum.

Fünfte Szene: Ich gehe eine andere Straße."

* *Aus: Nossrat Peseschkian: Wenn du willst, was du noch nie gehabt hast, dann tu, was du noch nie getan hast © 7 2014 Verlag Herder GmbH, Freiburg im Breisgau, S. 9.*

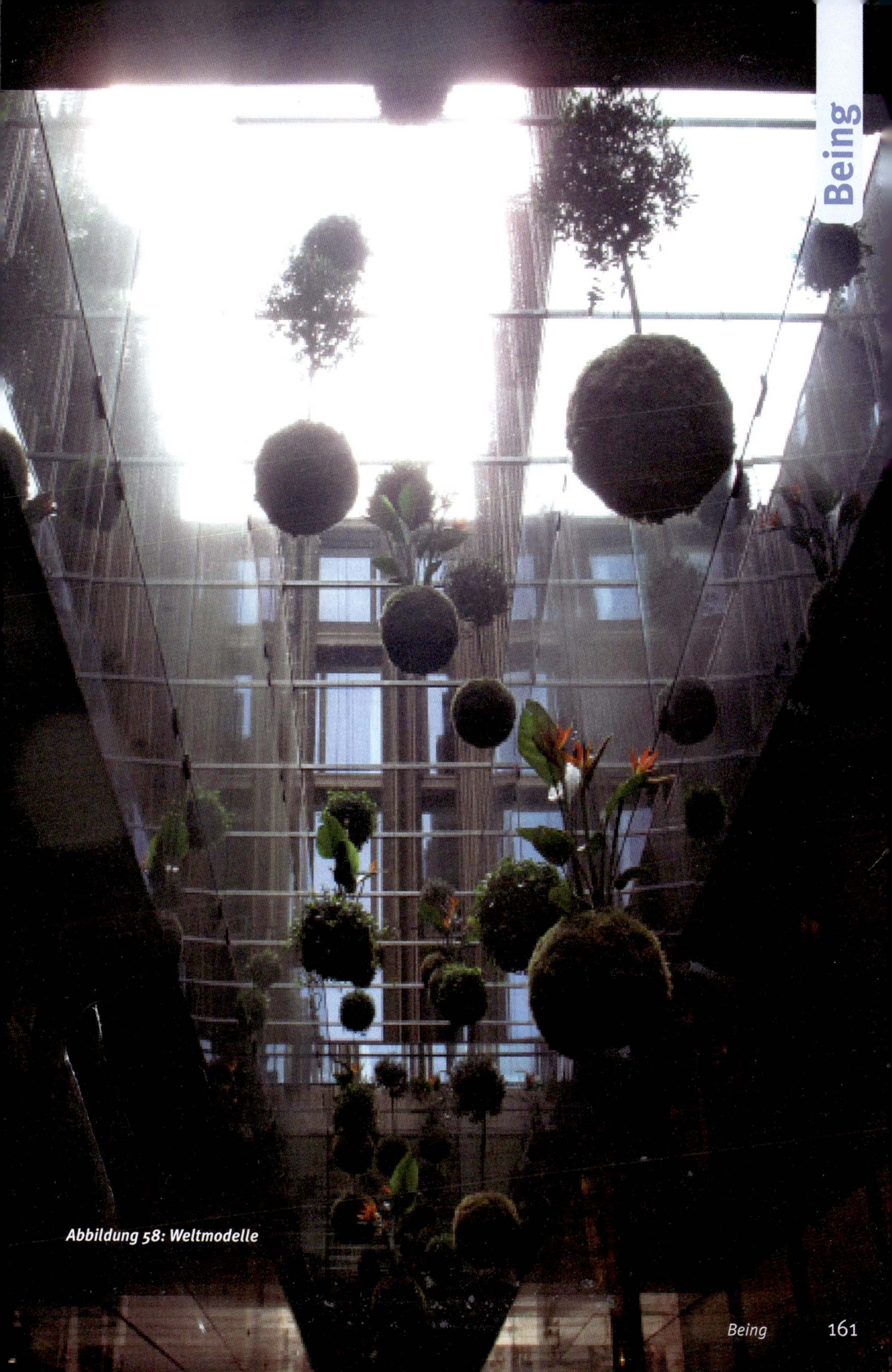

Abbildung 58: Weltmodelle

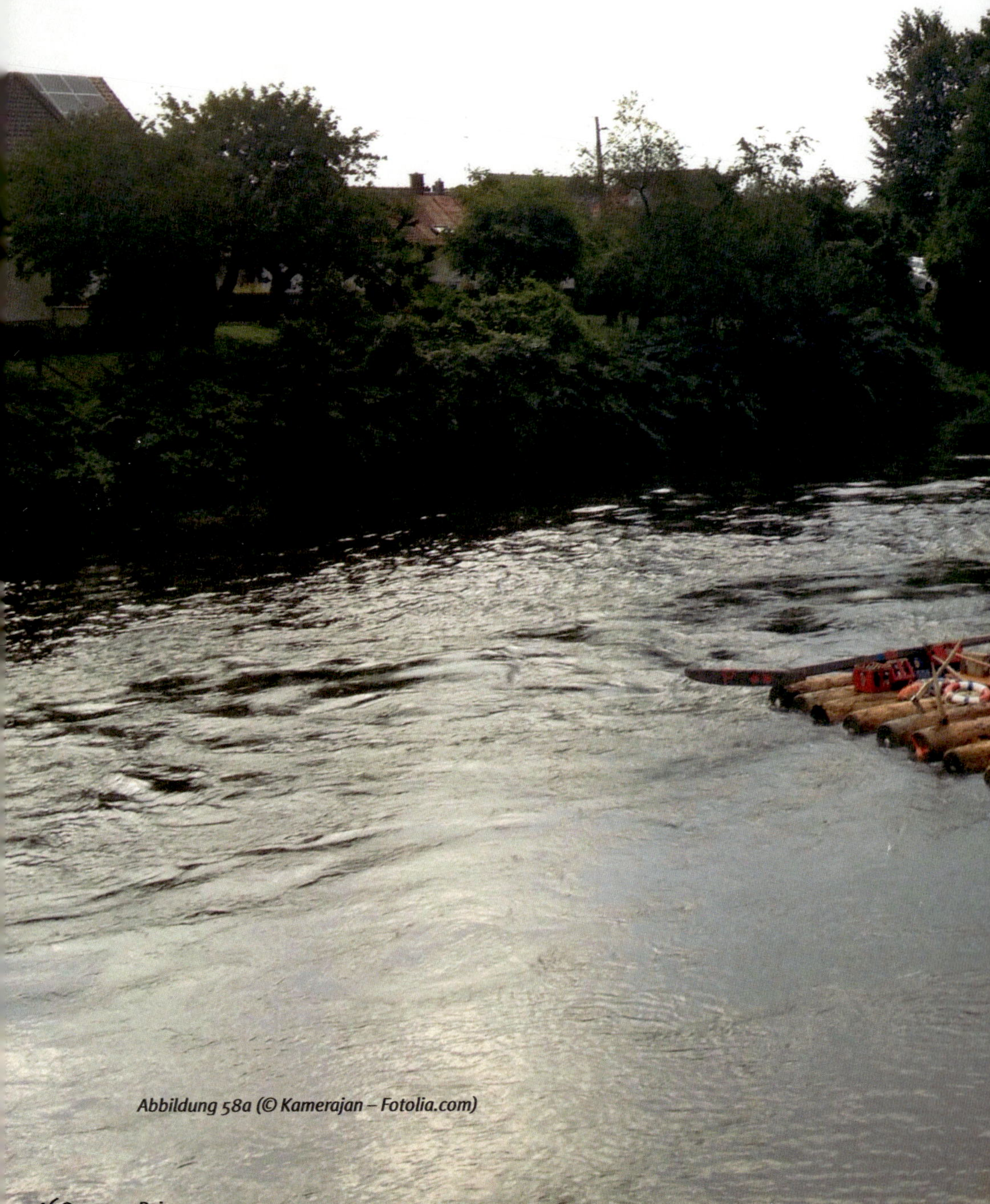

Abbildung 58a (© Kamerajan – Fotolia.com)

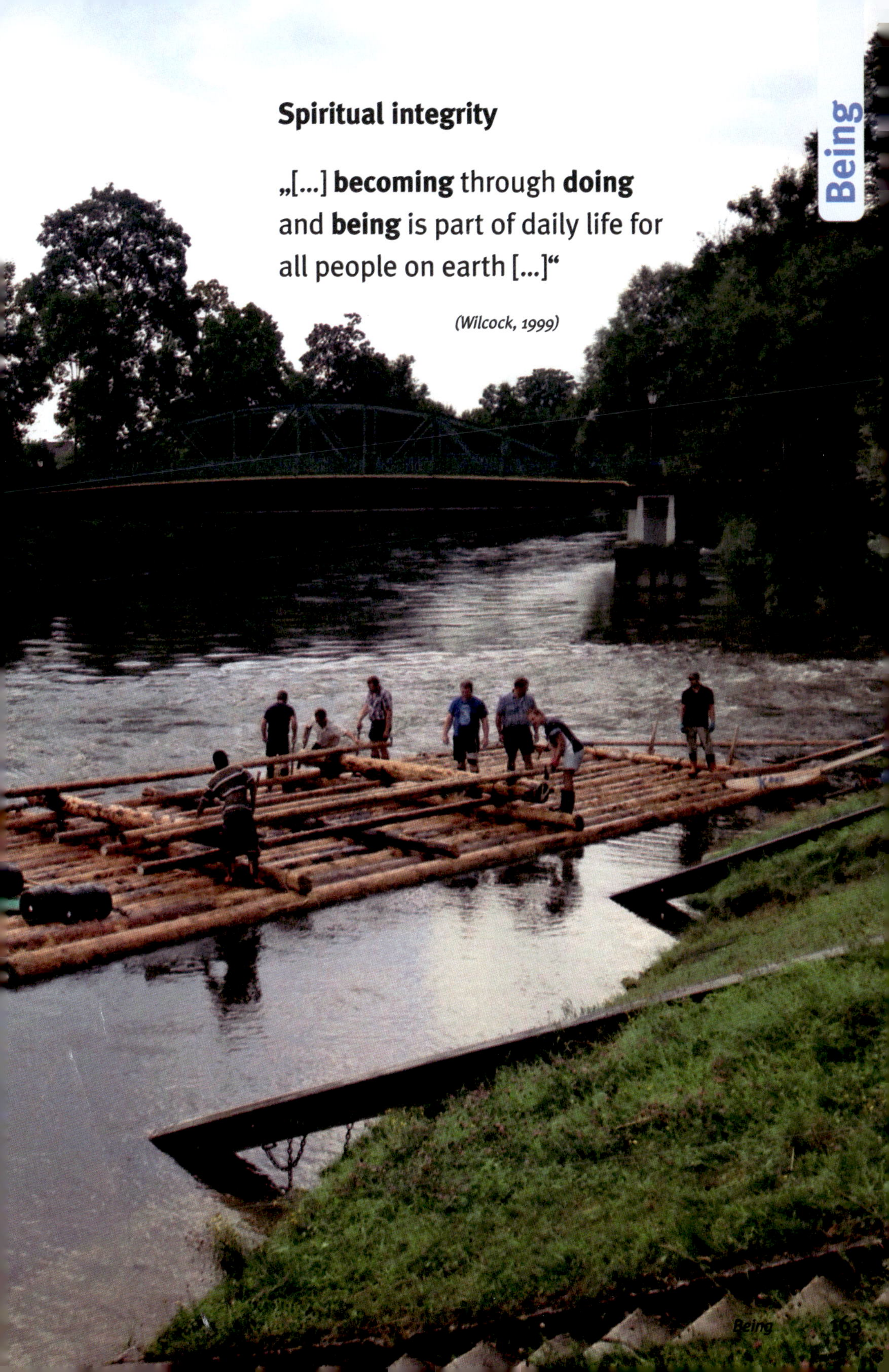

Spiritual integrity

„[...] **becoming** through **doing** and **being** is part of daily life for all people on earth [...]“

(Wilcock, 1999)

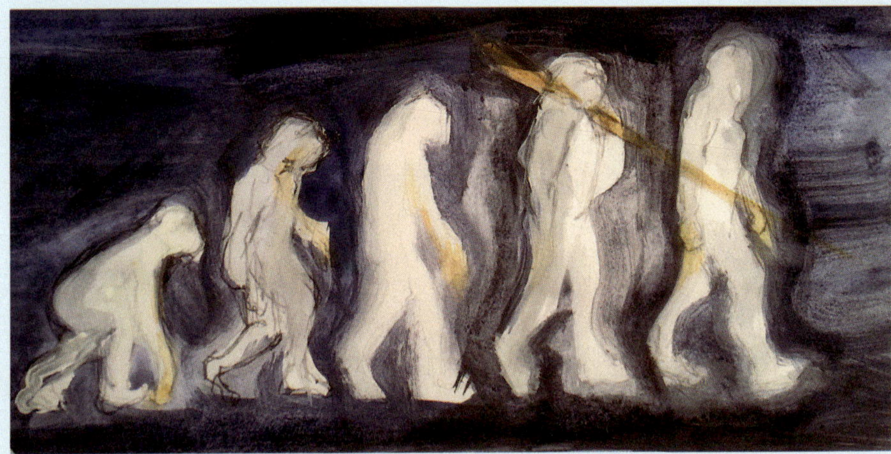

Abbildung 59: Evolution des Menschen

... Zukunft einladen ...

...einatmen ...

... ausatmen ...

... anders ...

... hinschauen ... zuhören ...

... Aufmerksamkeit vertiefen ...

... den inneren Ort, aus dem heraus wir Handeln verändern ...

(In Anlehnung an Scharmer, 2009; 1016)

...einatmen ...

... ausatmen ...

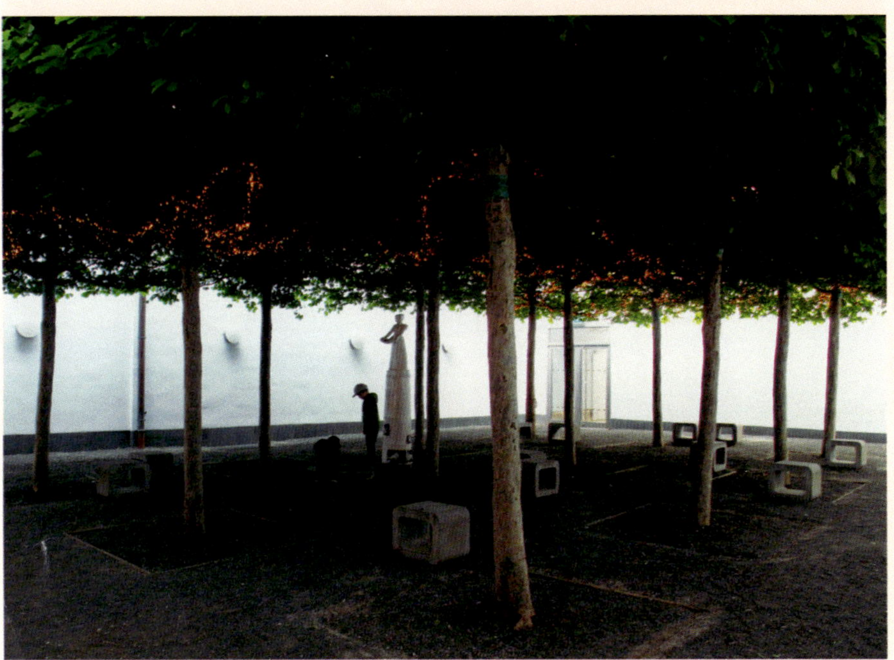

Abbildung 60: Grüner Himmel

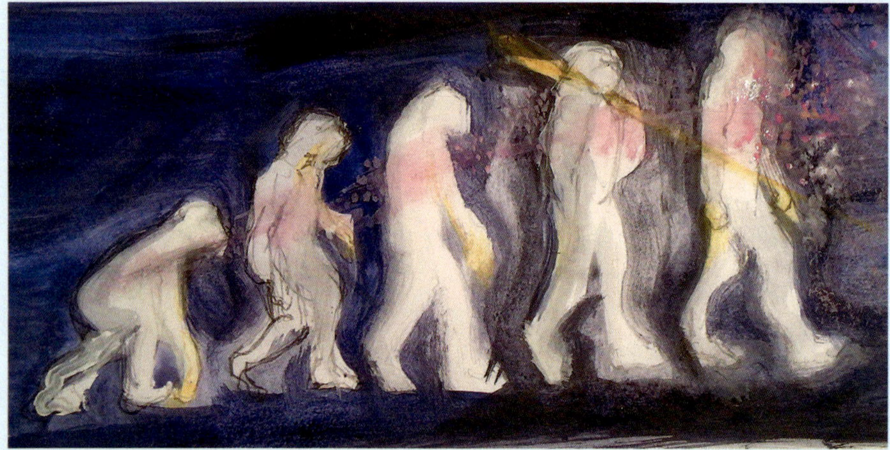

Abbildung 61: Evolution des Menschen … mit Herz

Becoming

„Becoming of what we have the potential to become."

(Wilcock, 1999, S. 7)

*„Life is a process. We are process.
Everything that has happened in our lives ... is an integral part of our becoming ... awareness of every aspect of ourselves allows us to become who we are."*

(Schaef in Wilcock et al., 2015, S. 240)

Die Betätigungsdimension *Becoming* bezieht sich auf das *Werden,* das mit dem *Being* und *Belonging* dynamisch im *Doing* organisiert wird (vgl. Yazdani, 2017). Es liegt in der Natur von *Becoming*, dass es, statt nur in *einer* terminologischen Festlegung, in Bezug zu zahlreichen wissenschaftlichen Theorien und Konzepten argumentiert wird. So setzen Wilcock & Hocking (2015) diese Betätigungsdimension u.a. in Bezug zu Maslows Theorie der *Selbstaktualisation,* als „Self-Actualization is the desire to become more and more of what one is, to become everything one is capable of becoming", deren Zielpunkt die *„global self-actualization"* darstellt: „Global economy, whole systems design, collective consciousness, achieving resource-based human rights und awakening to the global brain." (Maslow in Wilcock & Hocking, 2015, S. 241)

Becoming wird als Ausdruck gesellschaftlicher Werte gesehen, wohingegen *Being* eng mit Konzepten zum Selbst verbunden ist und häufig über Autonomie zum Ausdruck kommt (vgl. Doyal L, Gough I, 1991 in Wilcock & Hocking, 2015, S. 242).

Becoming gewichtet somit auch den Aspekt des Menschen, der sich im Prozess des fortlaufenden *Werdens* stärker in Verbindung zu anderen Menschen wahrnimmt und seinen individuellen „Platz im großen Ganzen": „What they can contribute to their own growth, and what they can offer the community that is a special gift from them and that, by its provision, their place within the societal structure will alter." (Wilcock & Hocking, 2015, S. 242) *Becoming* hat die Qualität einer Vorwärtsbewegung, eines Zuges von vorn, einer Transformation und menschlichen Potenzialentfaltung. *Becoming* „includes the idea of growing or coming into being; of living, moving, evolving energy; of aiming toward the highest level of personal development and self-esteem; of potentialities; of full humanness; and of self-actualization, which is an ever incomplete process" (Wilcock & Hocking, 2015, S. 242).

In unserer Arbeit mit Kindern und ihren Eltern / bedeutsamen Bezugspersonen ist *Becoming* der „mitlaufende Möglichkeitsraum", den wir mittels ergotherapeutischem Coaching in Methode, Haltung und Präsenz öffnen und offen halten können. Andere Sichtweisen auf einen (Problem-)Zusammenhang werden möglich, eigenes Potenzial kann freigelegt, wahrgenommen und integriert werden: Energie, wie ein *springender Funke*, kann frei werden und *uns gemeinsam den Weg leuchten ...*

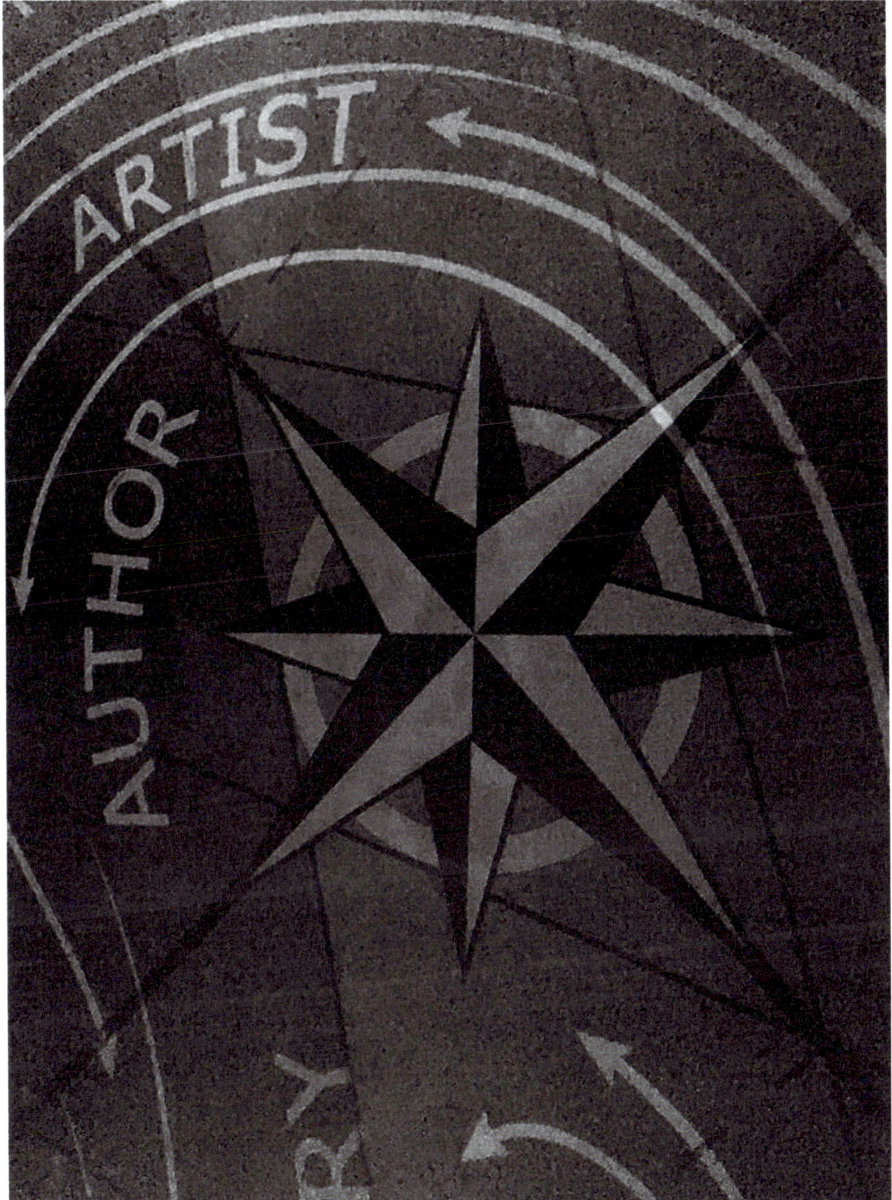

Abbildung 62: Becoming author-artist ... (eigenes Bildmaterial aus dem EPIC Museum Dublin)

> ***„Play, fantasy, and dreaming are integral to becoming and can be regarded as adaptive behavior aimed at creating new ways forward. [...]"***
>
> (Wilcock, 2015, S. 24)

Ergotherapeutisches Coaching als Methode, Haltung und Präsenz

Coaching kann Weg und Lernbegleiter sein. Über das Kennenlernen von Methoden, das Üben und Reflektieren derselben und daraus entstehenden Prozessen und Veränderungen (z. B. „Was ist passiert? Was noch? Wie heißt der Unterschied / die Diskrepanz? Was wird möglich …“ etc.) kann sich das eigene Denken und Handeln mit der Zeit wandeln.
Es kann unsere eigene Sichtweise verändern, die Anwendung von Methoden kann durch Übung übergehen in eine Haltung, wird wie „einverleibt“ als innere Referenzpunkte der fortlaufenden Anpassung und Potentialentfaltung.

Was ist wirksam in der Arbeit mit Kindern, Eltern und deren bedeutsamen Bezugspersonen? Eine Arbeitsmetapher kann bei Scharmer (2009, S. 33; 2015) gefunden werden. Er spricht von *sozialen Feldern,* die für ihn die Grundvoraussetzung für produktive soziale Beziehungen sind (ebd., 2015, S. 31). Er nutzt die Metapher des Feldes, um auf die sichtbare (all das, was oberhalb der Erde zu sehen ist) und die unsichtbare Seite (das, was sich unter der Oberfläche befindet) eines solchen Feldes zu verweisen. Die sichtbare Welt entspricht im *sozialen Feld* bei Scharmer dem *was wir tun, sagen* und *sehen.* Die unsichtbare Welt entspricht unserer *inneren Verfassung,* aus der heraus wir handeln (ebd. 2015, S. 33). Scharmer beschreibt, „dass die Herausforderungen, denen wir uns stellen müssen, ein Uns unserer Bewusstwerden und ein Verändern des inneren Standortes, von dem aus wir agieren, ist“ (ebd. 2015, S. 33). Was wir nach Scharmer lernen müssen, ist „gegenüber beiden Dimensionen des *sozialen Feldes* gleichzeitig aufmerksam zu werden: gegenüber dem, *was* wir sagen, sehen und tun (unserer sichtbaren Dimensionen) und gegenüber dem *inneren Ort,* von dem aus wir wirken (unserem unsichtbaren Terrain, von dem her unsere Aufmerksamkeit und unser Handeln in die Welt kommen)“ (ebd. 2015, S. 33).

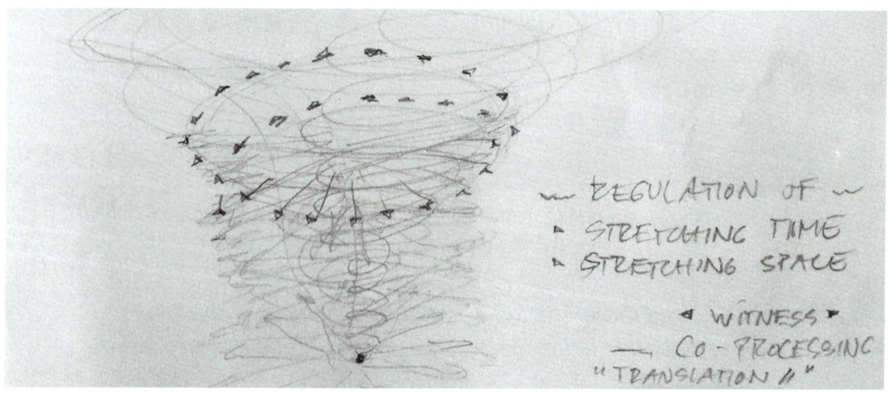

Abbildung 63: Translation

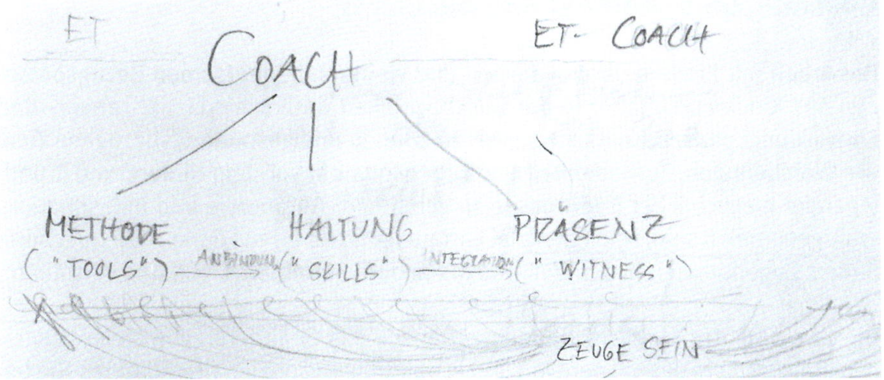

Abbildung 64: ET COACH

In der Arbeit mit Kindern und Eltern / Familie kann dies dazu führen, dass wir unsere Worte bewusster wählen, weniger sprechen, präsenter sind (jetzt und hier sind), Raum geben und zugleich gegenüber unserem *inneren Ort* aufmerksam bleiben und aufmerksam, wohin uns diese Aufmerksamkeit lenkt.

So kann Coaching einmal das Anwenden spezifischer Methoden sein, einmal die Haltung, die integrative Prozesse unterstützt und einmal Präsenz, *Zeuge* sein: „Ja, so war es, ja so ist es und zugleich ..." So können wir Kinder und Familien dazu befähigen, Brücken in die eigene Vergangenheit und in die Zukunft zu bauen.

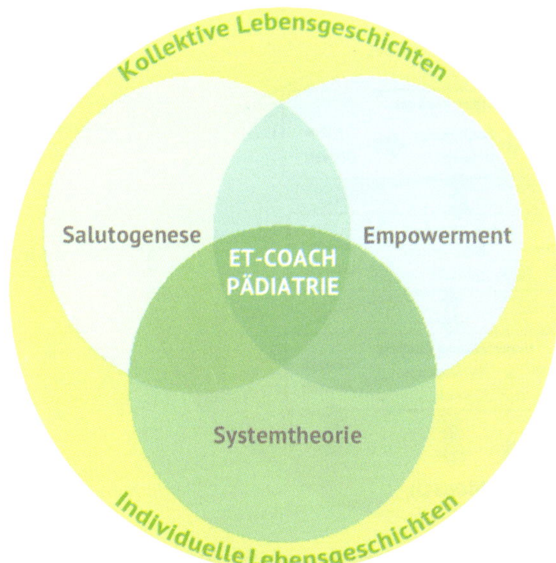

Abbildung 65: ET-COACH Pädiatrie (© Kufner, Scholz-Schwärzler, 2018)

Coachingziele, Kontext und Becoming

Die Arbeit mit Kindern, ihren Familien und weiteren bedeutsamen Bezugspersonen des Kindes beinhaltet in der Gleichzeitigkeit unterschiedlicher Lebens- und Entwicklungsphasen, „mitschwingen" zu können und gesundheitsbezogene Ziele wie Wohlbefinden, Zufriedenheit und Lebensqualität vor dem Hintergrund grundlegender menschlicher Bedürfnisse zu verstehen: Autonomie und Individuation. Wahrgenommen sein, sein Potenzial entfalten und leben zu können. Entsprechung finden. Zugehörigkeit in der Welt und mit anderen erfahren. Liebe und Vertrauen.

Die „Weitung des Möglichkeitsraumes" sowie das Generieren von Zielen aus einem Bewusstsein des „in der Welt und in multidimensionalen (Betätigungs-)Beziehungen Sein" kann im ergotherapeutischen Coaching z. B. durch die Visualisierung dieser mehrdimensionalen Kontextbezüge unterstützt werden. Familien kann so z. B. auf Grundlage des *Model of Human Occupation* (Kielhofner, 2008; Taylor et al., 2017) eine neue Position und Herangehensweise angeboten werden, die zugleich das komplexe Eingebundensein in Betätigungen aufzeigt, diese aber auch reduziert. Über Modelle können wir Familien den Gegenstand unseres Beruf und dessen Bedeutung und Möglichkeit für ihr Anliegen transparent machen und Ausgangspunkte für „gemeinsame Lösungsgeschichten" setzen. Wir können:

- Zielebenen klären
- Bezugssysteme verdeutlichen
- Verständnis für Systeme inklusiv ihrer Verbindungen schaffen
- in reale Zukunftsmöglichkeiten begleiten

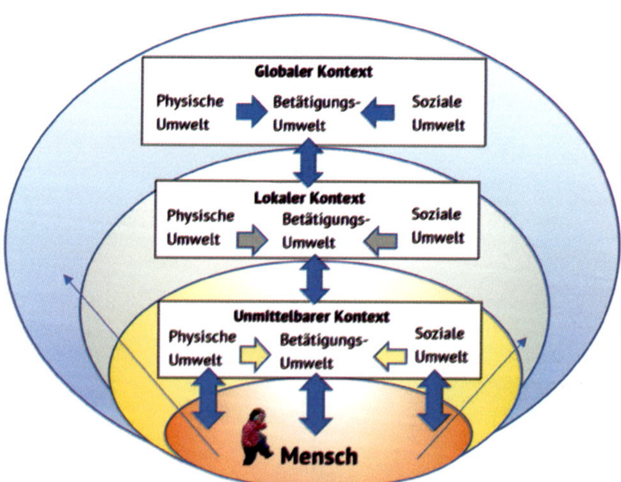

Abbildung 66: Der Mensch in Interaktion mit und in seiner physischen, sozialen und Betätigungsumwelt in drei verschiedenen Kontexten (eigene Adaption nach Fisher, Parkinson, & Haglund, 2017, S. 94)

Ziele vom Ende herdenken.

Fragen an das Kind:

- *Was willst du mal sein?*
- *Wenn findest du klasse?*
- *Wie ist der, wie du auch sein möchtest?*
- *Wie willst du mal sein?*

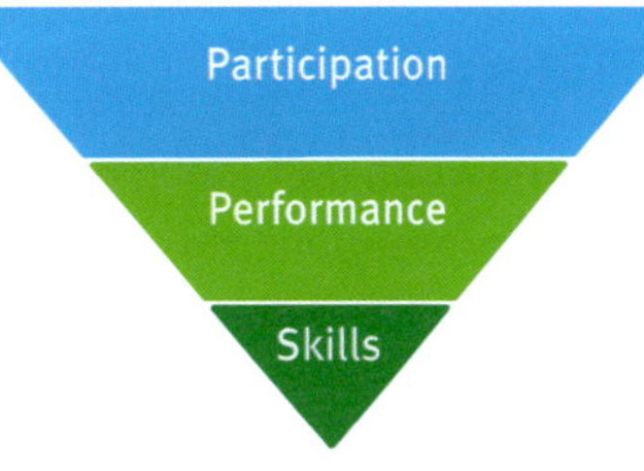

Abbildung 67: The Three Levels of Doing in Occupation (de las Heras de Pablo, Fan, Kielhofner [posthum], 2017, S. 107; in eigener Adaption)

Fragen an die Eltern:

- *Wo sehen Sie Ihr Kind in fünf Jahren?*
- *Was macht es da?*
- *Was hat es gelernt?*
- *Was kann es schon?*
- *Bei was braucht es sie noch?*

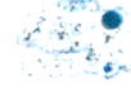

- *Was würde Sie glücklich machen?*
- *Wie können Sie einen Unterschied machen?*
- *Für sich und für andere?*

Rückwärts arbeiten
Wie geht das?
Man denkt vom Ende her und bewegt sich dann rückwärts zum veränderten Ist-Zustand.

Wir erzählen eine Geschichte ...
„Erinnern Sie sich noch, wie Sie in der Anfangsphase des Coachingprozesses hier angekommen sind? Jetzt verbrauchen Sie nicht mehr übermäßig Zeit und Ressourcen für Arbeitsschritte, die erst später kommen ...“
Es wird von Anfang an die KlientIn / das Klientensystem in seinem Potenzial, in seinen Fähigkeiten und Ressourcen angesprochen, damit die notwendigen oder gewünschten Veränderungen möglich sind (im Geiste sind sie schon erfolgt) und der Prozess der Priorisierung von Betätigungszielen als Schritt auf dem Weg zum Ziel(-potenzial) in Gang gesetzt wird.

Das Umlenken der Aufmerksamkeit in den „Möglichkeitsraum" ist eine Haltungsänderung. Die Qualität des Umfeldes verändert sich unmittelbar (vgl. Scharmer, 2009)!

Zielsetzung im „Möglichkeitsraum" visualisieren ...

Die Therapeutin und der Klient gehen zur gemeinsamen Kontextklärung über. Da die Therapiesequenz zur gemeinsamen Analyse auf Video aufgenommen wurde konnte das Gespräch im Nachhinein übernommen werden (Th = Therapeutin, B = Kind und M = Mutter):

Th: Sag mal, was meinst du ist eigentlich unmittelbarer Kontext?
B: Ich weiß nicht.
Th: Nehmen wir mal an, da wäre sowas gemeint wie zu Hause, oder Schule oder Arbeit, naja, Arbeit fällt bei dir ja weg, aber Schule ist ja eigentlich auch sowas wie Arbeit oder?
B: Ja, das ist voll anstrengend immer, nur Geld krieg ich keins, wenn ich in die Schule gehe.
Th: Das stimmt, aber Taschengeld gibt's doch bestimmt oder?
M: Ja egal wie's gerade läuft, bei uns kriegt er immer sein Taschengeld.
Th: Mhm; also B. was meinst du? Was fällt dir ein, wenn du an zu Hause denkst?
B: Mama und Papa und mich und unser Haus natürlich.
Th: Gut, dann schreib ich das mal so auf. Und was fällt dir ein, wenn ich das Wort Schule sage?
B: Ärger, viele Schüler, das große Haus, in dem ich mich immer verlauf, ich weiß oft immer noch nicht, welchen Gang und welche Treppe ich nehmen soll, wenn ich z. B. Sport habe und dann auf's Klo muss oder nach der Pause, wenn ich dann in ein anderes Klassenzimmer muss.
Th: Hm, dann male ich mal ein großes Haus und viele kleine Menschen, ... so?
B: Ja so ist gut.

Th: Und dann gehen wir mal eins weiter, wie sieht es mit lokalem Kontext aus? Da ist sowas wie deine Gemeinde in der du ...
B: Du meinst die Kirche, da bin ich immer Sonntagfrüh oder auch am Mittwochnachmittag in so 'ner Gruppe.

Th: Ja z. B., das ist ja toll, dass du das so vernetzen kannst. Und du wohnst ja auch in einer Gemeinde, und dann gehört noch sowas wie Nachbarn/Nachbarschaft dazu oder die Umgebung, also wohnst du in der Stadt oder am Wald ...

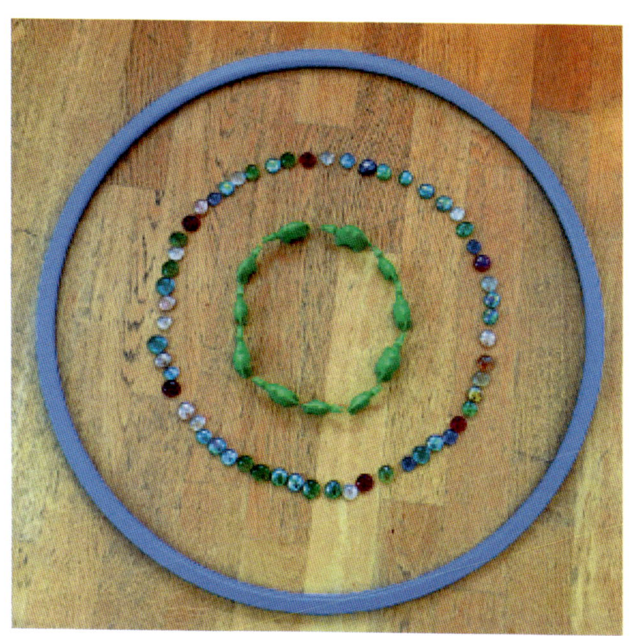

Abbildung 68: MOHO Umwelten und Zieldimensionen 1

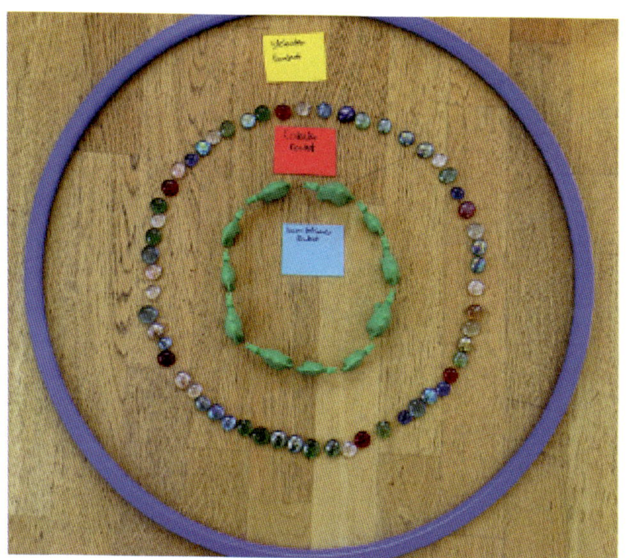

Abbildung 69: MOHO Umwelten und Zieldimensionen 2

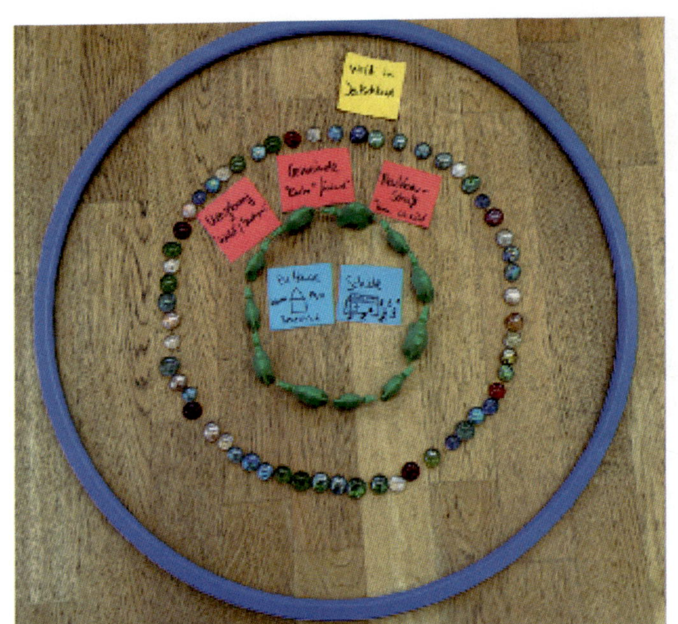

Abbildung 70: MOHO Umwelten und Zieldimensionen 3

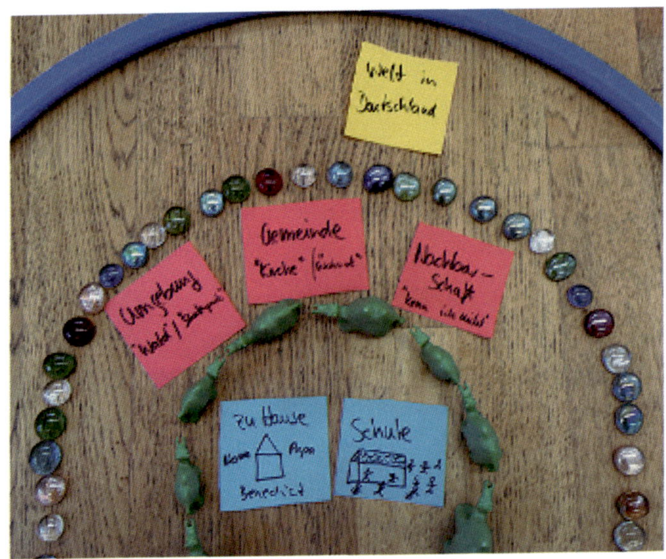

Abbildung 71: MOHO Umwelten und Zieldimensionen 4

Gemeinde
Umgebung
"Wald" / "Skatepark"
Ich möchte Freunde finden
Ich will keine Hausaufgaben
ausraster mer haben
Ich werde mich in der
Schule nicht mehr prügln

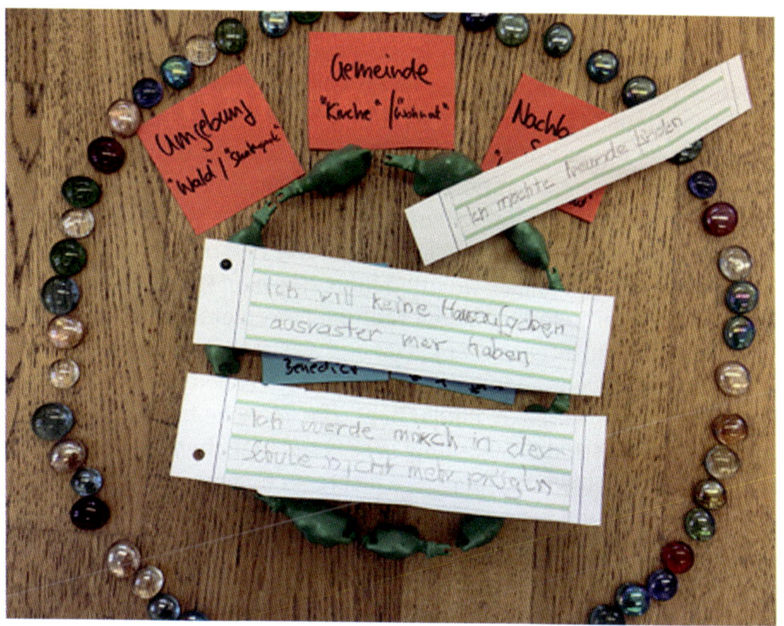

Abbildung 72: MOHO Umwelten und Zieldimensionen 5

B: Wir wohnen ja in [...] und das ist am Waldstück ... da geh ich oft mit Papa in den Wald zum Laufen und Auspowern und manchmal gehen wir am Skaterpark vorbei, aber eher selten, da bin ich dann oft ausgeflippt, weißt du noch (schaut zur Mama).
M: Ja, das weiß ich noch gut, aber er kennt halt auch sonst wenige in seinem Alter.
B: Ja, bei uns wohnen kaum junge, eher ältere Kinder und die kenn ich ja nicht ...
Th: Ja, dann mach ich das mal jetzt so, was meinst? (s. Abb. 72)
B: Ja genau.
Th: Und global meint alles so außen drumherum.

B: Die Welt meinst du?
Th: Ja, die Welt, in der wir leben, hier ...
B: O.k., schreib die Welt in Deutschland.
Th: Ja, das mach ich, das ist toll!
usw. ...

Hier endet das Beispiel, jedoch sei erwähnt, wie nützlich der Einsatz und das Aufzeigen der einzelnen Zieldimensionen und die gemeinsame Verknüpfung waren, um das Kind und die Mutter im Jetzt abzuholen und ihre verschiedenen Wünsche und Anliegen an die Ergotherapie zu klären sowie den möglichen Gegenstandsbereich (Was ist hier in der Ergotherapie möglich?) aufzuzeigen.

Die Kraft der Zukunft vergegenwärtigen

Wir sind zusammen im Leben, im Prozess. Im Coaching können wir Zeugen sein, „Hebammen für das Neue“ (Scharmer, 2015, S. 145). Dies beinhaltet nach Scharmer, über die Ebene der Reparatur, Verhaltensänderung und des Denkens zu einer vierten Ebene der Selbsttransformation zu gelangen. Ein Gesundheitsproblem, z. B. des eigenen Kindes oder eine Erkrankung der Mutter / des Vaters selbst, wird hier zum „Ausgangspunkt für Selbstransformation und Persönlichkeitsentwicklung. Die schwierige gesundheitliche Situation führt zu einem Prozess, der darauf zielt, das Potenzial unserer tieferen inneren Kraftquellen zu erschließen und sich mit der Frage auseinanderzusetzen, wer man ist und was man wirklich will.“ (ebd., 2015, S. 146) Als ErgotherapeutInnen haben wir es je nach Arbeitskontext z. B. mit Familien zu tun, die schwer erkrankte Kinder begleiten. Manche tragen über lange Jahre Ängste, Schmerz, Wut und Erschöpfung in sich und brauchen für „das Neue“ erst einmal, in Bezug zur eigenen Lebensgeschichte zu kommen, die Ansprache dessen, „was passiert ist und bis heute wirkt“, „was gehen darf, was kommen, möchte und was schon da ist“.

„Manchmal haben wir es mit Herausforderungen zu tun, die nicht mit Reflexion auf die Vergangenheit zu bewältigen sind. Manchmal ist die Erfahrung aus der Vergangenheit nicht besonders hilfreich, wenn alle die gleiche Schule und die gleiche Denke mitbringen ... und manchmal ist die Erfahrung das eigentliche Hindernis, neu an ein Problem heranzugehen, sich neu eine Frage zu stellen.“ (Scharmer, 2009)

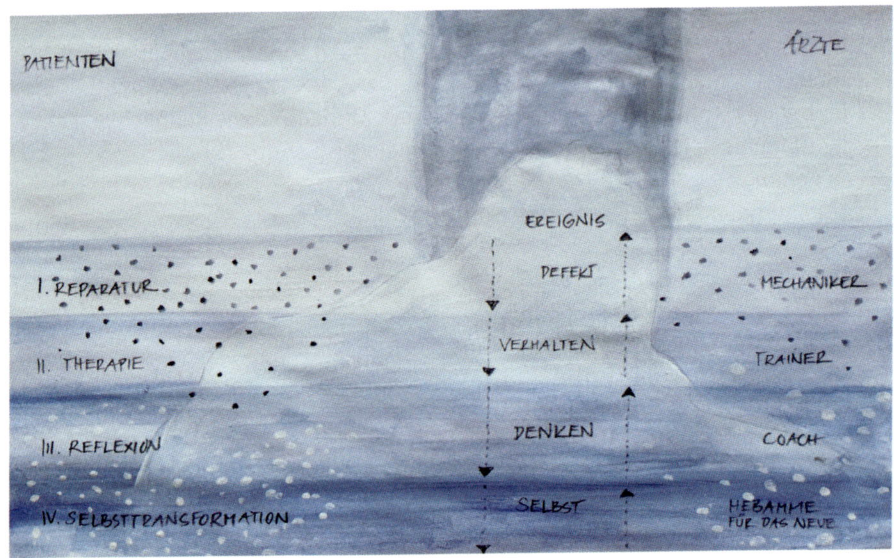

Abbildung 73: Vier Ebenen der Arzt-Patienten-Beziehung (eigene Zeichnung in Anlehnung an Scharmer, 2009)

Scharmer beschreibt auch für das Gesundheitssystem Entwicklungsstufen. Die *Integrale Gesundheit* beschreibt er als menschenzentriert, biografiezentriert und über die systemischen, institutionellen und funktionalen Grenzen hinweg organisiert. Salutogenese und Infrastrukturen, die das Sehen-vom-Ganzen-her ermöglichen, sind zentral (vgl. Scharmer, 2009, S. 221).

	Institutionelle Versorgung	Managed care	Integrative Versorgung	Integrative Gesundheit
Organisations-paradigma	systemzentriert	ergebnis-zentriert	patienten-zentriert	menschen-zentriert
Patient-Arzt-Beziehung	Ebene 1	Ebene 1–2	Ebene 1–3	Ebene 1–4
Kernachse	funktional (institutionelle Struktur)	medical pathways (Kern-prozess)	Patientenwege (Patienten-System-Beziehung)	biografische Entwicklungs-wege
Innovations-mechanismus	intrainstitutional, funktional, Effektivität	ergebnisbezogen, über die institutionalen Grenzen hinweg Pathogenese DRG, DMP, TQC	patientenzentriert, über die institutionellen und funktionalen Grenzen hinweg Pathogenese	biografiezentriert, über die systemischen, institutionellen und funktionalen Grenzen hinweg Salutogenese
Dominater Typ der Komplexität	detaillierte Komplexität	dynamische Komplexität	soziale Komplexität	generative Komplexität
Koodinations-mechanismus	Hierarchie Anweisung	Markt Preis	Dialog: gegenseitige Anpassung	Gegenwärtigung: von entstehenden Grenzen her sehen
Infrastruktur	Sozialgesetz-gebung (Bismarck)	Instutionen und Normen, die den Markt-mechanisums praktisch ermöglichen	Infrastrukturen für Lernen und Innovation	Infrastrukturen für das Vom-Ganzen-her-Sehen

Tabelle 10: Vier evolutionäre Phasen des modernen Gesundheitssystems (nach Scharmer, 2009, S. 221; in eigener Adaption)

> ***„We have to give ourselves time. We have to give our ideas time. If we don't neither we nor they can ‚gently shine' (Brenda Uleland), and we cannot hear the voice of our inner process speaking to us."***
>
> *(Wilson Schaef, 1990)*

...einatmen ...

... ausatmen ...

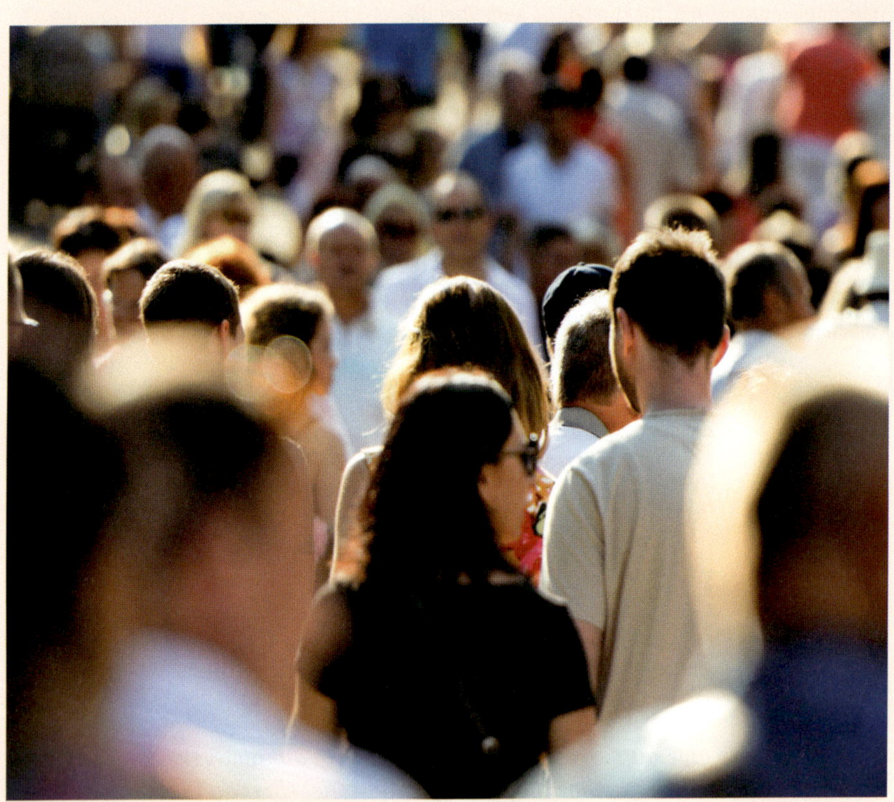

Abbildung 74: Menschen (© Pavlo Vakhrushev – Fotolia.com)

...einatmen ...

... ausatmen ...

„We can never get a re-creation of community and heal our society without giving our citizens a sense of belonging.“

Patch Adams

Belonging

> ***„[...] belonging remains central to well-being because it is intertwined with identity and being and having a place in the social world."***
>
> *(Wilcock & Hocking, 2015, S. 212)*

Die Betätigungsdimension *Belonging* beschreibt das Grundbedürfnis nach Zugehörigkeit. Hammel (2004) versteht *Belonging* als Bindeglied zwischen Tun und Weiterentwicklung und verweist auf die Bedeutung des sozialen Eingebundenseins und das Bedürfnis nach Verbundenheit eines Menschen in und mit seiner Umwelt. Dies umfasst, sich in Beziehungen, die aus gemeinsamen Erlebnissen, Überzeugungen und Eigenschaften entstehen und entstanden sind, geachtet und wertgeschätzt zu fühlen (vgl. Mahar et al., 2013).

„Belonging through doing, [...] is about creating supportive environments in increasingly complex social and political contexts because health for all depends on taking care of each other and the natural environments." (Wilcock & Hocking, 2015, S. 212)

Relevant für die Arbeit mit Kindern und deren Eltern, Familie und bedeutsamen Bezugspersonen ist der qualitative Aspekt von *Belonging als „sense of connectedness, to other people, places, cultures, communities, and times, and the context within which occupation occurs."* (Hitch, 2014, S. 142) *Belonging* ist zutiefst subjektiv und ein Mangel an *Belonging* stellt ein deutliches Gesundheitsrisiko dar.

Als ein Beispiel kann *Sense of connectedness to times* in der Arbeit mit Kindern und Familien, die z. B. von einer schweren Erkrankungen des Kindes betroffen sind, eine dominierende Größe in der Zusammenarbeit sein, wenn sich Eltern dadurch entweder besonders stark in und mit dieser Lebensphase (z. B. Erkrankung des Kindes) verbunden fühlen (Was ist passiert ... und was wirkt noch heute? In welcher Weise?), oder wenn diese besonders wenig Zugang oder Verbindung zu einer gemeinsamen Lebensphase haben und dies auch in der gemeinsamen Anwesenheit und im gemeinsamen Tun mit dem Kind bemerkbar ist.

Im Coaching sind Wertschätzung und Achtung vor dem Kind, seinen Eltern und bedeutsamen Bezugspersonen grundlegend. Mittels Coaching können wir Kinder und ihre Eltern im *Belonging* stärken. Wir können sie dazu befähigen, *Belonging* auch in der eigenen Familie zu stärken, indem gemeinsame Betätigungen identifiziert oder neue kreiert werden, die dem Bedürfnis nach Verbindung und Zugehörigkeit aller Beteilgten in ihrer jeweils ganz persönlichen Art und Weise entsprechen und die wir bestenfalls begleiten, aber nie wissen können.

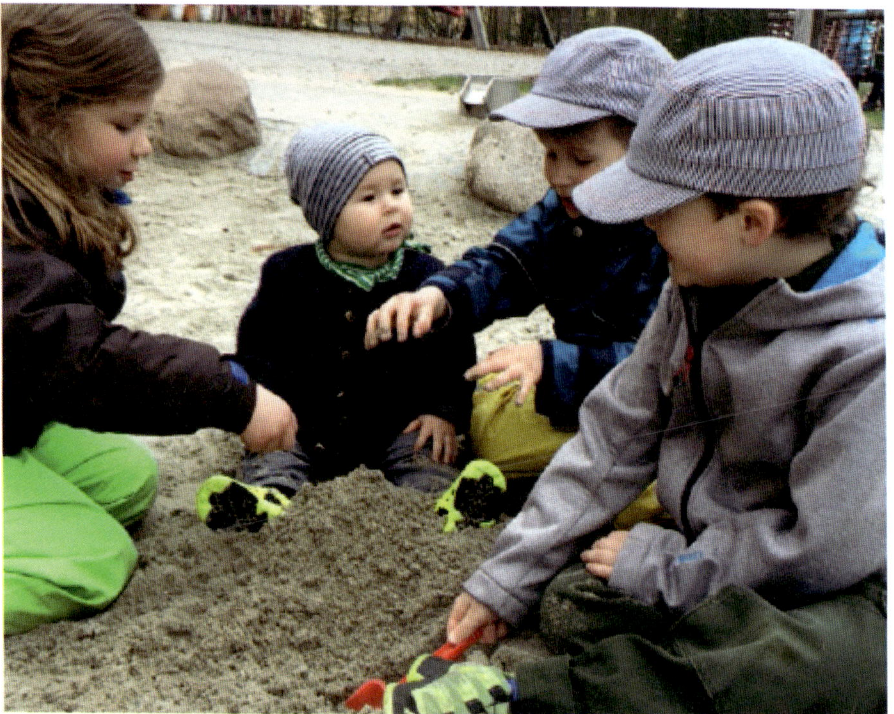

Abbildung 75: Eingebundensein

„Loslassen, Wandlung und neue Einheit sind Urprinzipien menschlichen Geschehens. Der Trennung – in welcher Form auch immer, [...] folgt meistens das Zusammenkommen in Kreativität, Kooperation und Liebe, wenn der naturbedingte Lernprozess unterstützt wird" (Rosenkranz, 1994, S. 117).

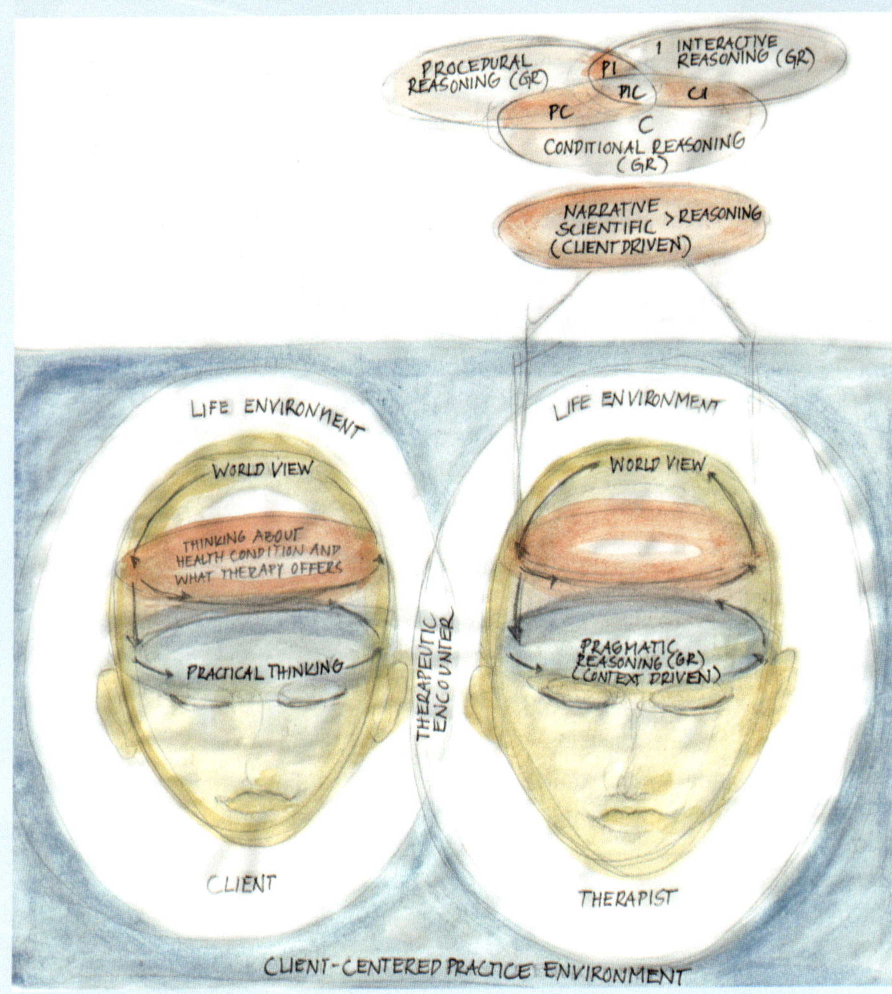

Abbildung 76: The Occupational Therapy Model of Clinical Reasoning (nach Schell & Schell, 2018, S. 15; in eigener Adaption)

„Solange uns die Menschlichkeit miteinander verbindet, ist egal, was uns trennt."

Ernst Ferstl

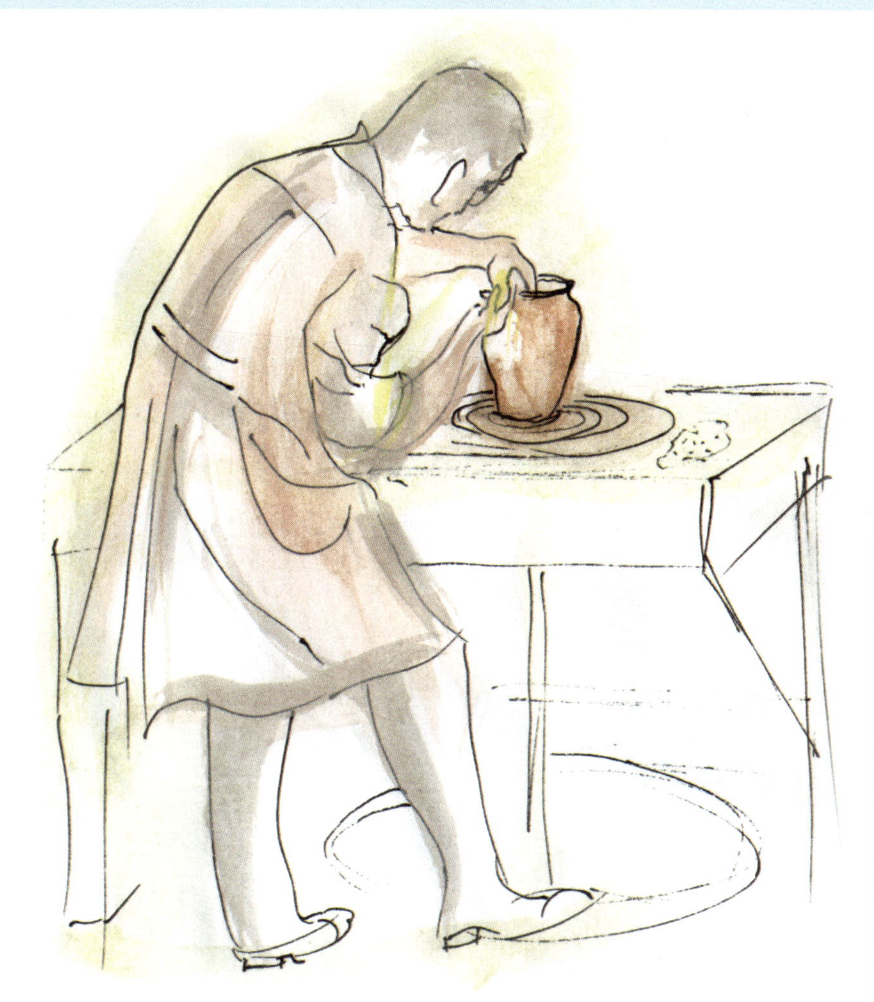

Abbildung 77: Töpfer

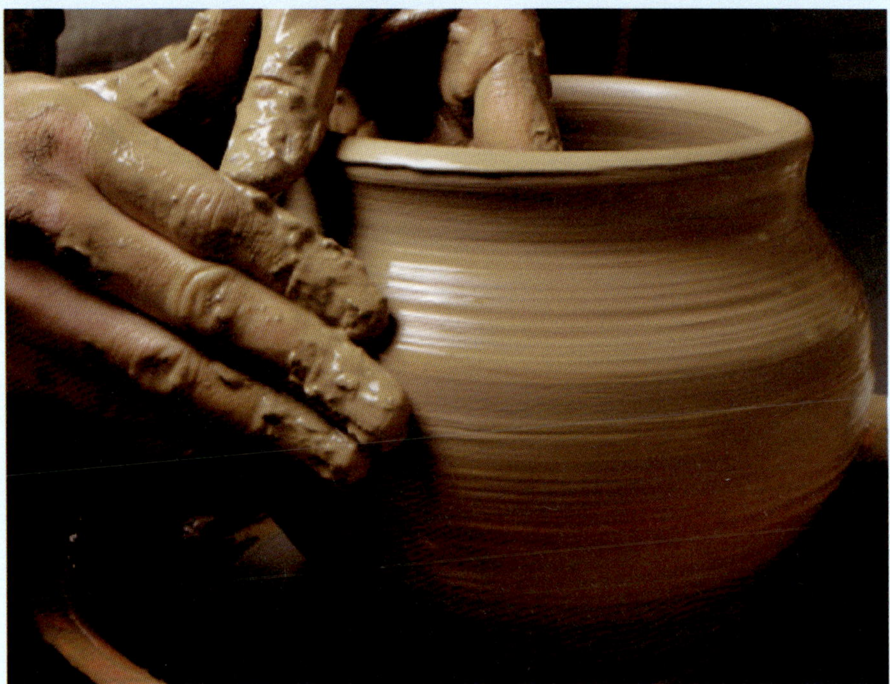

Abbildung 78: Gefäß

In einem früheren Artikel über Coaching (Kufner/Scholz-Schwärzler, 2012), der in der Zeitschrift Ergotherapie & Rehabilitation erschienen ist, haben wir uns auf eine Metapher zum Coaching bezogen, die Coaching als „Container-Begriff" (vgl. Böning & Fritschle zit. in Greif, 2008, S. 15) beschrieben hat. Bereits zu der Zeit war es uns ein Anliegen, diesen „Container" mit Leben für die Ergotherapie in der Pädiatrie zu füllen. Heute, einige Jahre später, hat sich auch diese Metapher für uns verändert. Die Qualität, die mit dieser Metapher für uns einherging (irgendwie metallisch, kühl, kantig) hat sich gewandelt und somit auch die Metapher. Heute wählen wir als Metapher ein Gefäß. Vielleicht aus Ton. Ergotherapeutisches Coaching mit Kindern und Familien ist für uns weich und warm, gestaltbar und greifbar geworden: In Kontakt sein und gemeinsam durch und in diesem Kontakt etwas Neues schaffen, etwas (er-)schöpfen. Sich berühren lassen und in Einfühlung mitgehen, mitgehen und führen.
Und somit schließt sich auch für uns der Kreis, der sich in der eigenen und unser aller beruflichen Geschichte der Ergotherapie in Resonanz immer wieder neu (er-)findet.

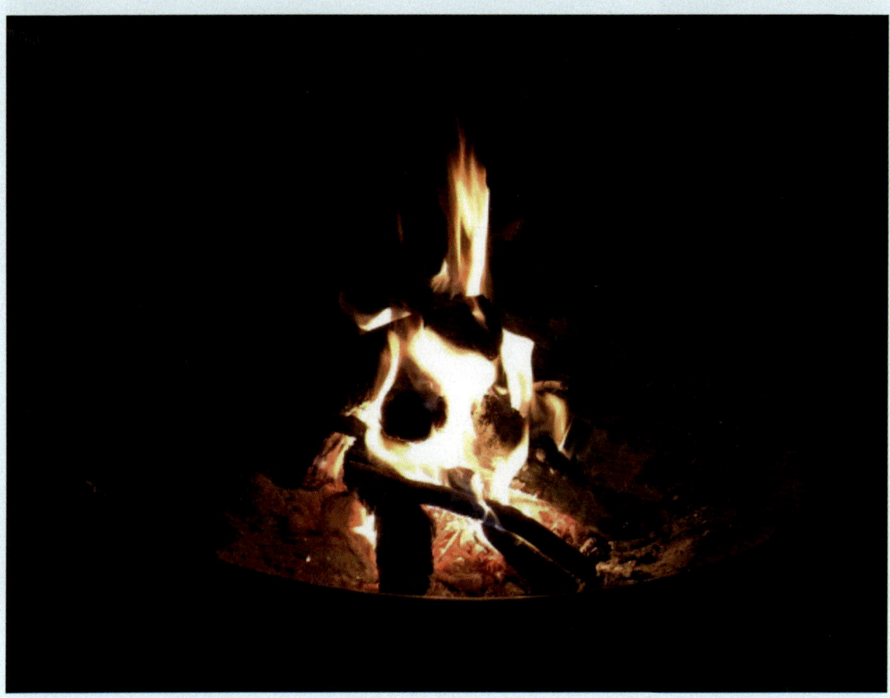

Abbildung 79: Feuerstelle

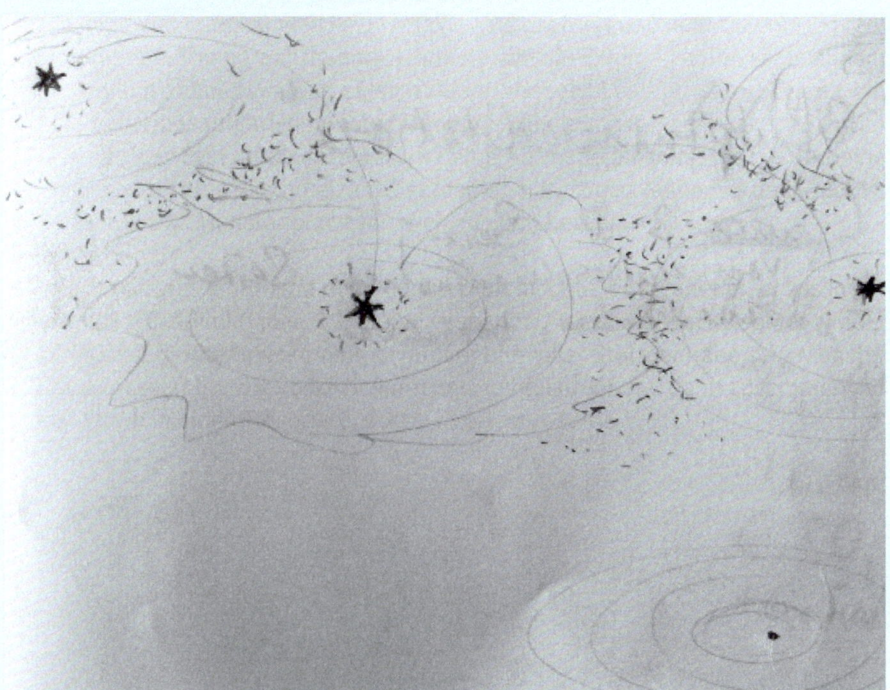

Abbildung 80: Co-Creation

„Wenn Sie es verstehen, zur rechten Zeit in angemessener Weise, direkt oder indirekt, Erlaubnis zur Selbstaktivität zu geben, erfolgt jener geheimnisvolle Prozess der Umwandlung von kontrollierender Energie, den ich als Quantensprung bezeichne.“ (Rosenkranz, 1994, S. 117)

Kopieren, ausschneiden, falten und zusammenkleben
Auch als Download unter:
https://www.verlag-modernes-lernen.de/permalink/v1293

„Die Zukunft soll man nicht voraussehen wollen, sondern möglich machen.“

(Antoine de Saint-Exupéry)

Quellenverzeichnis

Antonovsky, A. (1997): *Salutogenese. Zur Entmystifizierung der Gesundheit.* Band 36. Tübingen: dgvt.

Bengel, J., Strittmatter, R., Willmann, H. (2001): *Was erhält Menschen gesund? Antonovskys Modell der Salutogenese.* Köln: BZgA.

Boyt Schell, B. & Schell, J. (2008): *Clinical and professional reasoning in occupational therapy.* Philadelphia: Wolter Kluwer Health, Lippincott Williams & Wilkins.

Boyt Schell, B. & Schell, J. (2017): *Clinical and professional reasoning in occupational therapy* (2. Auflage) Philadelphia: Wolter Kluwer Health, Lippincott Williams & Wilkins.

Brandes & Reker (2009): Empowerment systematisch entwickeln – Ein Hilfsmittel für qualitätsorientierte Teamprozesse. Erschienen in: Info Dienst für Gesundheitsförderung, Ausgabe 1_09; Hrsg.: Gesundheit Berlin.

Büscher S, Sadrinna D, Wilbers, S. (2005): *Kids Activity Cards-der Nutzen von Bildkarten für 6–10-jährige Kinder mit expressiven Sprachstörungen bei der Durchführung des COPM-KIDS.* Hoogeschool Zuyd, Niederlande.

Büscher, S., Mester, D. & Wilbers, S. (2012*): Kids activity cards.* Idstein: Schulz-Kirchner Verlag.

Case-Smith, J. (2015): An overview of occupational therapy for children. In: J. Case-Smith & J. C. O'Brien (eds.), *Occupational Therapy for Children and Adolsecents*, (7 th ed.): St. Louis, MO: Elsevier, pp. 1–26.

Cattaneo, L. B. & Chapman, A. R.(2010): The Process of Empowerment: A Model for the Use in Research an Practice. *American Psychologist*, 65; 2010, S. 646–659.

Cranton, P. (2006): Fostering authentic relationships in the transformative classroom. In: E. W. Taylor: Teaching for Change: Fostering Transformative Learning in the Classroom, Willey, pp. 5–13 *https://doi.org/10.1002/ace.203.*

Cranton, P. (2016): *Understanding and promoting transformative learning.* San Francisco: Jossey-Bass.

Cranton, P. (2016): Understanding and promoting transformative learning, 3rd edition. Sterling, VA: Sense Publishing.

Costa, U. (2013): Theorie-Praxis-Implikationen einen fähigkeitsorientierten Ansatzes: Ergotherapie und der Capability Approach nach Amartya Senn. In:G. Graf, E. Kapferer & C. Sedmak. *Der Capability Approach und seine Anwendung: Fähigkeiten von Kindern und Jugendlichen erkennen und fördern.* Wiesbaden: Springer Fachmedien S. 245–270.

Costa, U. (2014 b): Translation and cross-cultural adaptation of the Perceived Efficacy and Goal Setting System (PEGS): Results from an Austrian study on the first Austrian-German PEGS version. *OTJR: Occupation, Participation and Health*, 34(3), 119–130. doi: 10.3928/15394492-20140325-02.

Costa, U. (2016): Arbeit mit Eltern und Umfeld von Kindern und Jugendlichen. In: A. Baumgarten & H. Strebel (Hrsg.): Ergotherapie in der Pädiatrie. Idstein: Schulz-Kirchner Verlag. pp 144–150.

Costa, U. (2016): Zielfindung mit Kindern und Jugendlichen und ihren Bezugspersonen. In: A. Baumgarten & H. Strebel (Hrsg.): Ergotherapie in der Pädiatrie. Idstein: Schulz-Kirchner Verlag. pp 151–160.

Davis., J. A. & Polatajko, H. J. (2006): The occupational development of children. In: S. Rodger& J. Ziviani (Eds.) In: Occupational Therapy with Children. Blackwell, pp. 236 ff.

De las Heras de Pablo, C. G., Fan, C. W. & Kielhofner, G. (posthum) (2017): Dimensions of doing. In: R. Taylor (Ed.), Kielhofner's Model of Human Occupation (5th ed.): Philadelphia: Wolters Kluwer Health, pp. 107–122.

De las Heras de Pablo, C. G., Parkinson, S., Pepin, G. & Kielhofner, G. (posthum) (2017): Intervention process: Enabling occupational change. In: R. Taylor (Ed.), Kielhofner's Model of Human Occupation (5th ed.). Philadelphia: Wolters Kluwer Health, pp. 195–216.

Deci, E. L. & Ryan, R. M. (2000): The "what" and "why" of goal pursuits: Human needs and the self-determination of behavior.

Psychological Inquiry, 11, pp. 227–268. doi:10.1207/S15327965PLI1104_01 .

Deci, E. L. & Ryan, R. M. (2008): Self-Determination Theory: A Macrotheory of Human Motivation, Development and Health. *Canadian Psychology*, 49 (3), pp. 182–185.

Dunbar, S. (2007*): Occupational Therapy Models for Intervention with Children and Families.* Fort Lauderdale: Slack Incorporated.

Gibbs, G. (1988*): Learning by Doing: A guide to teaching and learning methods.* Further Education Unit. Oxford Polytechnic: Oxford.

Gibran, Khalil (2010): *Der Prophet/Der Narr/Der Wanderer*. Köln: Anaconda Verlag.

Graf, G., Kapferer, E. & Sedmak, C. (2013): *Der Capability Approach und seine Anwendung: Fähigkeiten von Kindern und Jugendlichen erkennen und fördern.* Wiesbaden: Springer Fachmedien.

Graham, F., Rodger, S. & Ziviani, J. (2009): Coaching parents to enable children's participation: An approach to working with parents and their children. *Australian Occupational Therapy Journal*, 56,(1), pp. 16–23.

Graham, F., Rodger, S. & Ziviani, J. (2010): Enabling occupational performance of children through coaching parents: three case reports. *Physical and Occupational Therapy in Pediatrics* 30 (1), 4–15. doi: 10.3109/01942630903337536.

Graham, F., Rodger, S. & Ziviani, J. (2014): Mothers Experiences of Engaging in Occupational Performance Coaching. *British Journal of Occupational Therapy*, 77, 4, 189 ff.

Graham, F., Rodger, S. & Ziviani, J. (2015): Coaching Caregivers to enable childrens participation: whose goals are they anyway? In: A. Poulsen, A. Ziviani, & M. Cuskelly:*Goal Setting and Motivation in Therapy. Engaging Children and Parents.* London/Philadelphia: Jessica Kingsley Publishers, pp. 100–112.

Graham, F., Ziviani, J., Kennedy-Behr, A., Kessler, D. & Hui, C. (2018): OTJR: occupation, participation & health. DOI: 101177/1539449217738926.

Fidler, G. (1983): Doing and becoming: The occupational therapy experience. In: Kielhofner G. (Ed.*). Health Through Occupation: Theory and Practice in Occupational Therapy.* Philadelphia: F. A. Davis Co.

Fischer, G., Parkinson, S. & Haglund, L. (2017): The environment and human occupation. In: R. Taylor (Ed.): *Kielhofner's Model of Human Occupation* (5th ed.) Philadelphia: Wolters Kluwer Health, pp. 91–106.

Fisher, A. G. (2014): *OTIPM Occupational Therapy Intervention Process Model. Ein Modell zum Planen und Umsetzen von klientenzentrierter, betätigungsbasierter Top-down-Intervention.* Übersetzt von Barbara Dehnhardt. Idstein: Schulz-Kirchner Verlag. Reihe Spektrum Ergotherapie.

Habermann, C. & Wittmershaus, C. (2005): *Ergotherapie im Arbeitsfeld Geriatrie*. Stuttgart: Thieme Verlag.

Hack, B. M. (2004): *Ethik in der Ergotherapie.* Berlin/Heidelberg: Springer Verlag.

Hammell, K. W. 2004, Dimensions of meaning in the occupations of daily life. *Can J. Occup. Ther.* (71)S. 296–305.

Hammell, K. W. (2009): Self-care, Productivity, and Leisure or Dimensions of Occupational Experience? Rethinking Occupational Categories. *Can J. Occup. Ther.* (76) S. 107–114.

Hanna, K. & Rodger, S. (2002): Towards family-centred practice in paediatric occupational therapy: A review of the literature on parent–therapist collaboration. *Australian Occupational Therapy Journal*, 49, 14–24.

Heinz, A. L., McCarthy, K., Pentland, W., Dieterle, C. M. & Antolak, J. M. (2010): *"Life Coaching: Possibilities for Occupational Therapy Practice".* Collected Faculty and Staff Scholarship. 249. Ermittelt am 27.05.2018 über http://scholar.dominican.edu/all-faculty/249.

Hitch, D., Pepin, G. & Stagnitti, K. (2014 a): In the footsteps of Wilcock, part one: The evolution of doing, being, becoming, and belonging. *Occupational Therapy in Health Care*, 28 (3). S. 231–246. Doi:10.3109/07380577.2014.898114.

Hitch, D., Pepin, G. & Stagnitti, K. (2014 b): In the footsteps of Wilcock, part two: The interdependent nature of doing, being, becoming, and belonging. *Occupational Therapy in Health Care*, 28 (3). S. 247–263. Doi:10.3109/07380577.2014.898115.

Humphry, R. & Case-Smith, J. (2005): Working with families. In: J. Case-Smith (Hrsg.), *Occu-*

pational therapy for children (5. Auflage) (p. 117–153). St. Louis: Elsevier, Mosby.

Hui, C., Snider, L. & Couture, M. (2016): Self-regulation workshop and Occupational Performance – Coaching with teachers: A pilot study. *Canadian Journal of Occupational Therapy,* 83, 2, p. 115 ff.

Hüther, G. (2011): *Was wir sind und was wir sein könnten: ein Neurobiologischer Mutmacher.* Frankfurt: Verlag S. Fischer.

Kielhofner, G. (2005): A scholarship of practice: Creating discourse between theory, research and practice. *Occupational Therapy in Health Care,* 19 (1/2), S. 7–16.

Kielhofner, G. (2009): *Conceptual Foundation of Occupational Therapy* Practice (4.th ed.). Philadelphia: F. A. Davis Company.

Kielhofner, G. (2008): *Model of human Occupation, Theory and Application.* (4th ed.). Baltimore & Philadelphia: Lippincott, Williams & Wilkins.

Kielhofner, G., Burke, J. P. (1980): A Model of Human Occupation Part 1. Conceptual Framework and Content. *American Journal of Occupational Therapy (34) pp 572–581.*

King, G. & Ziviani, J. (2015): What does engagement look like? Goal -Directed Behavior in Therapy. In: In: A. Poulsen, A. Ziviani, & M. Cuskelly:*Goal Setting and Motivation in Therapy. Engaging Children and Parents.* London/Philadelphia: Jessica Kingsley Publishers, pp. 70–79.

King, G., Schwellnus, H., Servais, M. & Baldwin, P. (2017): Solution-Focused Coaching in Pediatric Rehabilitation: Investigating Transformative Experiences and Outcomes for Families. *Physical & Occupational Therapy in Pediatrics.* DOI: 10.10 80/01942638.2017.1379457.

Kiresuk, T. J. & Sherman, R. R. (1968): Goal Attainment Scaling: A General Method for Evaluating Comprehensive Community Mental Health Programs. In: *Community Mental Health Journal,* 4(6), S. 443–453.

Kiresuk, T. J., Smith, A. & Cardillo J. E. (Eds.) (1994): *Goal Attainment Scaling: Applications, theory, and measurement.* Lawrence Erlbaum: Hillsdale.

Kessler, D., Walker, I., Sauvé-Schenk, K. & Egan, M. (2018): Goal setting dynamics that facilitate or impede a client-centred approach. *Scandinavian Journal of Occupational Therapy,* DOI: 10.10 80/11038128.2018.1465119.

Kessler, D., Graham, F. (2015): The use of coaching in occupational therapy: An integrative review. *Australian Occupational Therapy Journal,* 62, 160–176. doi:10.1111/1440-1630.12175.

Kolb, D. & Fry, R. (1975): Towards an applied theory of experiental learning. In: G. L. Cooper: *Theories of group processes. Wiley series on individuals, groups and organizations.* London/New York: Wiley, pp. 33–58.

Kolb, D. (1984): *Experiential learning: Experience as the source of learning and development* (Vol. 1). Englewood Cliffs, NJ: Prentice-Hall.

Kolb, A. & Kolb, D. (2005): *Learning styles and learning spaces: enhancing experiental learning in higher education.* Academy of Management Learning and Education, 4 (29), pp. 193–212; doi :10.5465/AMLE.2005.17268566.

Knowles, M. S., Holton, E. F. III., Swanson, R. A. (2007): Fortschritte beim Lernen von Erwachsenen. Aktuelle Überlegungen zum effektiven Lernen von Erwachsenen In: M. S. Knowles, E. F. Holton III, R. A. Swanson: *Lebenslanges Lernen. Andragogik und Erwachsenenlernen.* 6. Auflage. München/Heidelberg/Elsevier: Spektrum Akademischer Verlag, S. 125–225.

Kramer, J., ten Velden, M., Kafkes, MA., Basu, S., Federico, J. & Kielhofner, G. (2014): *COSA_ Child Occupational Self Assessment Version* 2.2 ermittelt über: http://moho.uic.edu/pdf/Cosa-Manual.pdf.

Kufner, S. & Scholz-Schwärzler, N. (2011): *Enabling Domains – auf dem Weg zum methodischen Handeln in der ergotherapeutischen Elternarbeit.* (Nicht veröffentlichte Studienarbeit). Hogeschool Zuyd Heerlen, Niederlande.

Kufner, S. & Scholz-Schwärzler, N. (2012): Coaching eine Aufgabe der klientenzentrierten Ergotherapie. *Ergotherapie und Rehabilitation,* 51 (11). S. 11–15.

Kufner, S. & Scholz-Schwärzler, N. (2012): Occupational Performance Coaching (OPC) – Eine ergotherapeutische Intervention für die klientenzentrierte Elternarbeit. Ergotherapie und Rehabilitation, 51 (12), S. 17–22.

Kufner, S. & Scholz-Schwärzler, N. (2016): Coaching in der pädiatrischen Ergotherapie-Entwicklungsimpulse für alle. *praxis ergotherapie,* S. 285–294.

Law, M., Cooper, B., Strong, S., Stewart, D., Rigby, P. & Letts, L. (1996): The Person-Environment-Occupation Model: A Transactive Approach to Occupational Performance. *Canadian Journal of Occupational Therapy,* 63 (1), 9–23. doi: 10.1177/000841749606300103.

Law, M., Missiuna, C., Pollock, N. & Stewart, D. (2005): Foundations for occupational therapy practice with children. In: J. Case-Smith (Hrsg.). *Occupational Therapy for children* (5. Auflage). St. Louis: Elsevier, Mosby.

Lawrence-Wilkes, L. & Ashmore, L. (2014): *The Reflective Practitioner in Professional Education.* London/UK: Palgrave Macmillan.

Lindström, B. & Eriksson, M. (2005): Salutogenesis. *Journal of epidemiology and community health*, 59 (6), pp. 440–442.

Little, L. M., Pope, E., Wallisch, A. & Dunn, W. (2018): Occupation-Based Coaching by Means of Telehealth for Families of Young Children with Autismus Spectrum Disorder. *American Journal of Occupational Therapy.*

Mattingliy, C. & Fleming, M. H. (1994): *Clinical reasoning: forms of inquiry in therapeutic practice.* Philadelphia: F. A. Davis.

Mosey, A. C. (1986): *Psychosocial Compontents of Occupational Therapy.* New York: Raven Press.

Mortenson, W. B. & Dyck, I. (2006): Power and client-centred practice: an insider exploration of occupational therapists' experiences. *Canadian Journal of Occupational therapy*, 5 (73), 261–271. doi:10.2182/cjot.06.008.

O'Brien, J. & Kielhofner, G. (posthum) (2017): The interaction between the person and the environment. In: R. Taylor (Ed.), *Kielhofner's Model of Human Occupation* (5th ed., pp. 24–37). Philadelphia: Wolters Kluwer Health.

Parkinson, S. (2014): *Recovery through Activity. Increasing participation in everyday life*. London: Speechmark Publishing Ltd.

Peseschkian, Nossrat (72014): *Wenn du willst, was du noch nie gehabt hast, dann tu, was du noch nie getan hast.* Freiburg: Herder.

Pierce, D. (2001): Occupation by design: Dimensions, therapeutic power and creative process. *American Journal of Occupational Therapy*, 55, pp. 249–259.

Polatajko, H. J. & Mandich, A. D. (2004): *Enabling Occupation in Children: The Cognitive Orientation to daily Occupational Performance (CO-OP) approach.* Ottawa/Canada: CAOT Publications ACE.

Polatajko, H. J., Craik, J., Davis, J., Townsend, E. A. (2007): Canadian Practice Process Framework. In: Townsend, E. A. & Polatajko, H. J. *Enabling occupation II: Advancing an occupational therapy vision for health, well-being & justice through occupation.* Ottawa: Canadian Association of Occupational Therapists. p. 233.

Polglase, T. & Treseder, R. (2012): *The Occupational Therapy Handbook: Practice Education.* m&k publishing.

Poulsen, A., Ziviani, J. & Cuskelly, M. (2015): *Goal Setting and Motivation in Therapy. Engaging Children and Parents.* London/Philadelphia: Jessica Kingsley Publishers.

Poulsen, A., Ziviani, J. & Cuskelly, M. (2015): The Science of Goal Setting. In: A. Poulsen, A. Ziviani, & M. Cuskelly:*Goal Setting and Motivation in Therapy. Engaging Children and Parents.* London/Philadelphia: Jessica Kingsley Publishers,pp. 28–40.

Price, P. (2008 b): Therapeutic relationship. In: E. A. Crepeau, E. Cohn, & B. A. B. Schell (Eds.), *Willard and Spackman's occupational therapy* (11th ed.). Philadelphia, PA: J. B. Lippincott, pp. 328–342.

Punwar, A. J. & Peloquin, S. M. (2000): Occupational Therapy: Principles and Practive, 3thed. Philadelphia, PA: Lippincott, Williams & Wilkins.

Pätzold, I., Wolf, M., Hörning, A. & Hoven, J. (2008): *Child Occupational Self Assessment – Ein Selbsteinschätzungsbogen für Kinder von 8–13 Jahren.* Dortmund: verlag modernes lernen.

Rauen, C. (2005): *Handbuch Coaching.* 3. Auflage. Göttingen: Hogrefe.

Rauen, C. (2008): *Coaching Tools: erfolgreiche Coaches präsentieren 60 Interventionstechniken aus ihrer Coaching Praxis.* 6. Auflage. Bonn: Manager Seminare Verlag.

Rodger, S. & Ziviani, J. (2006): Children, their occupations and enviornments in contemporary society. In: S. Rodger and J. Ziviani (eds). *Occu-*

pational Therapy with Children: Understanding Children's Occupations and Enabling Participation. Oxford: Blackwell Publishing, pp. 3–21.

Rodger, S. & Ziviani, J. (2006): *Occupational Therapy with Children: Understanding Children's Occupations and Enabling Participation.* Oxford: Blackwell Publishing.

Rodger, S. & Kennedy-Behr, A. (2017): *Occupation-Centred Practice with Children: A Practical Guide for Occupational Therapists*, 2 nd. Edition.

Rodger, S. (2010): *Occupation Centred Practice with Children: A Practical Guide for Occupational Therapists.* Hoboken: Wiley-Blackwell.

Rosenkranz, K.(1994): Briefe 1827–1850. In: J. Mittelstraß, G. Patzig, & W. Wieland (Hrsg): *Quellen und Studien zur Philosophie.* Berlin/New York: de Gruyter.

Rotheram-Borus, M. J., Swendeman, D., Rotheram-Fuler, E. & Youssef, M. K. (2018): Family Coaching as a delivery modality for evidence-based prevention programs. Clinical Child Psychology Psychiatry., DOI: 10.1177/1359104517721958.

Scharmer, C. O., (2009): *Theory U: Von der Zukunft her führen: Presencing als soziale Technik.* (4. Auflage). Heidelberg: Carl-Auer- Systeme Verlag und Verlagsbuchhandlung GmbH.

Scharmer, C. O., (²2007): *Theory U: Leading from the Future as It Emerges.* (2. Edition). Oakland, CA: Berrett-Koehler Publishers, Inc.

Schell, B., Gillen, G. & Scaffa, M. (2014): *Willard and Spackman's Occupational Therapy* (12. Auflage). Baltimore & Philadelphia: Lippincott Williams & Wilkins.

Schön, D. (1983): The reflective practitioner: how professionals think in action. New York: Basic Books.

Schwing, R. & Fryszer, A. (2013): *Systemische Beratung und Familientherapie. Kurzbündig, alltagstauglich.* 2. Auflage. Göttingen: Vandenboek & Ruprecht.

Sen, A. (2008): Capability and Well-Being In Hausman, D.(Eds.) In:*The Philosophy of Economics – An Anthology* (3th ed.) Cambridge: University Press, pp270 -294.

Seymour, A. (2012): The use of self in occupational therapy. *In: Boniface, G., Seymor, A. (ed.) Using* occupational Therapy in Practice, West Sussex: Blackwell Publishing Ltd. pp. 49–49.

Sumsion, T. (1996): Implementation issues, in T. Sumsion (ed.), *Client-centred Practice in Occupational Therapy: A guide to implementation.* London: Churchill Livingstone, pp. 27–37.

Taylor, R. R. (2008): The Intentional Relationship: Occupational Therapy and Use of Self. Philadelphia, PA: F. A. Davis Company.

Taylor, R. R., Lee, S. W., Kielhofner, G. & Ketkar, M. (2009): Therapeutic use of self: A nationwide survey of practitioners' attitudes and experiences. American Journal of Occupational Therapy, 63, 198–207.

Taylor, R., Pan, A. W. & Kielhofner, G. (posthum) (2017): Doing and becoming:occupational change and development. In: R. Taylor (Ed.), *Kielhofner's Model of Human Occupation* (5thed.). Philadelphia: Wolters Kluwer Health, pp. 140–157.

Turner, M. M. (2004): Transformational learning. Coach the coach, Issue 8; ermittelt am 27.05.2018 über http://www.mentoring-forchange.co.uk/pdf/CtC%20%20Trans%20 Learning.pdf.

Tham, K., Erikson, A., Fallaphour, M., Taylor, R. & Kielhofner, G. (posthum) (2017): Performance capacity and the lived body. In: R. Taylor (Ed.), *Kielhofner's Model of Human Occupation* (5th ed., pp. 74–90). Philadelphia: Wolters Kluwer Health.

Thiel, A. (2014): *Kinder coachen: die bessere Pädagogik. Professionelle Erziehung und Betreuung.* Göttingen: Vandenhoeck & Ruprecht GmbH & Co. KG.

Townsend, E. A. & Polatajko, H. J. (2013): *Enabling Occupation II: Advancing an Occupational Therapy Vision for Health, Well-being & Justice through Occupation* (2. Aufl.). Ottawa: CAOT Publications ACE.

Townsend, E. A. & Polatajko, H. J. (2007): *Enabling Occupation II: Advancing an Occupational Therapy Vision for Health, Well-being & Justice through Occupation* (1. Aufl.). Ottawa: CAOT Publications ACE.

Townsend, E. A. & Polatajko, H. J., Craik, J. & Davis, J. (2007): Canadian Model of Client -Centred Enablement. In: E. A. Townsend and H. J. Polatajko, *Enabling Occupation II: Advancing an Occupational Therapy Vision for Health, Well-being & Justice through Occupation* (1. Aufl.). Ottawa: CAOT Publications ACE.

Townsend, E., et al. (2007): Enabling: Occupational therapy's core competency. In: E. Townsend and H. Polatajko, *Enabling occupation II: Advancing occupational therapy vision for health, well-being and justice through occupation* Ottawa, ON: CAOT Publications ACE, pp. 87–151.

Townsend, E. A. & Polatajko, H. J. (2007): *Enabling occupation II: Advancing occupational therapy vision for health, well-being and justice through occupation.* Ottawa, ON: CAOT Publications ACE.

Townsend, E. A., Polatajko, H. J., Craik, J. & Davis, J. (2007): Canadian Model of Client-Centred Enablement. In: E. A. Townsend and H. J. Polatajko, *Enabling occupation II: Advancing occupational therapy vision for health, well-being and justice through occupation* Ottawa, ON: CAOT Publications ACE, pp. 87–151.

Webers, T. (2015): Systemisches Coaching: Psychologische Grundlagen. Wiesbaden: Springer Fachmedien.

White, M., Epston, D. (1980): Die Zähmung der Monster. Literarische Mittel zu therapeutischen Zwecken. Heidelberg: Auer Verlag.

WHO (2001): *International Classification of Functioning, Disability and Health (ICF).* Geneva: World Health Organization.

WHO (2007): *International Classification of Functioning, Disability and Health (ICF): Chilrden and youth version.* Geneva: World Health Organization.

Wilcock, A. (1998): International perspective international Reflections on doing, being, and becoming. *Canadian Journal of Occupational Therapy,* 65 (5), S. 248–256.

Wilcock, A. (1999): Reflections on doing, being and becoming. *Australian Occupational Therapy Journal,* 46, S. 1–11.

Wilcock, A. (2006): *An Occupational Perspective of Health* (2nd Ed). Thorofare NJ.: Slack Incorporated.

Wilcock, A. (2007): Occupation and health: Are thy one and the same? *Journal of Occupational Science,* 14 (1), S. 3–8.

Wilcock, A. A. & Hocking, C. (2015): An Occupational Perspective of Health. (3 Edition). Thorofare/NJ: Slack Incorporated.

Wiseman, J. O., Davis, J. & Polatajko, H. J. (2005): Occupational development: Understanding why children do the things they do. Journal of Occupational Science, 12 (1), pp. 26–35.

Wright, M. & von Unger, H. (2007): Stufen der Partizipation in der Gesundheitsförderung. Ein Modell zu Beurteilung von Beteiligung. In: Infodienst für Gesundheitsförderung (7), Hrsg.: Gesundheit Berlin, S. 4–5.

Wright, M. T., Kilian, H. & Brandes, S. (2013): Praxisbasierte Evidenz in der Prävention und Gesundheitsförderung bei sozial Benachteiligten. *Gesundheitswesen,* 75 (06), S. 380–385 DOI: 10.1055/s-0032-1327741.

Yamada, T., Taylor, R. & Kielhofner, G. (posthum) (2017): The person-specific conceptsof human occupation. In: R. Taylor (Ed.), Kielhofner's Model of Human Occupation (5 Edition), pp. 11–23. Philadelphia: Wolters Kluwer Health.

Yerxa, E. J. (1998): Health and the human spirit for occupation. American Journal of Occupational Therapy, 52, pp. 413–418.

Abbildungs- und Tabellenverzeichnis

Abbildung 1: Reflective Practitioner nach Donald Schön (in eigener Interpretation) 9

Abbildung 2: Reflective Cycle nach Graham Gibbs (in eigener Interpretation) 10

Abbildung 3: Experiental Learning nach Kolb, 1984 (in eigener Interpretation) 11

Abbildung 4: Reflective Rational Enquiry (eigene Interpretation nach Lawrence-Wilkes & Ashmore, 2014) 11

Abbildung 5: Beginnende Bewegung/ Entwicklung © Kufner 2018 16

Abbildung 6: Lebensbaumlängsschnitt 20

Abbildung 7: Sein im Augenblick 21

Abbildung 8: Im Moment (© fotoru – Fotolia.com) 23

Abbildung 9: Dynamische Systeme © Kufner 2018 29

Abbildung 10: Model of Coaching for Enablement in Occupational Therapy (nach Pentland, 2010) 30

Abbildung 11: ICA und entsprechende Fragestellungen (in eigener Adaption) 31

Abbildung 12: Der Coaching Prozess nach Pentland (in eigener Interpretation) © Kufner 2018 32

Abbildung 13: Atom des gemeinsamen Anfangs © Kufner, 2018 37

Abbildung 14: Mensch, Familie und System © Kufner, 2018 38

Abbildung 15: Sorge für – Fürsorge © Kufner, 2018 41

Abbildung 16: Strukturierter Prozess nach Graham et al., 2009 (in eigener Adaption) 49

Abbildung 17: Grafik zum Canadian Model of Client-Centred Enablement (CMCE) nach Townsend, Polatajko, Craik, & Davis, 2007, S. 110 (in eigener Interpretation) 52

Abbildung 18: CMCE und Enablement Continuum nach Townsend et al., 2007, S. 110 (in eigener Interpretation) 53

Abbildung 19: Vernetzung Enablement Skills im CPPF nach Townsend, Polatajko (2007) (in eigener Adaption) 55

Abbildung 20: Ein Kind exploriert die eigene Umwelt (© hakase420 – Fotolia-com) 56

Abbildung 21: Der Mensch in Interaktion mit und in seiner physischen, sozialen und Betätigungsumwelt in drei verschiedenen Kontexten. (Eigene Adaption nach Fisher, Parkinson & Haglund, 2017, S. 94) 58

Abbildung 22: Integration of Volition, Habituation, and Performance Capacity into the whole Person (Yamada, Taylor, Kielhofner [posthum], 2017, S. 20) (in eigener Adaption) 59

Abbildung 23: Konfetti (eigenes Bildmaterial) 61

Abbildung 24: Funkelnde Steine im Straßenverlauf (eigenes Bildmaterial © Scholz-Schwärzler) 67

Abbildung 25: Ziel im Blick (eigenes Bildmaterial © Scholz-Schwärzler) 69

Abbildung 26: Mach es ... einfach 70

Abbildung 27: Model of Occupational Wholeness nach Yazdani, 2017 (eigene Fassung) 72

Abbildung 28: Brücken bauen © Kufner 2018 77

Abbildung 29: Die Kids Activity Cards im Einsatz (eigenes Bildmaterial © Scholz-Schwärzler) 78

Abbildung 30: COSA Beispiel aus der eigenen pädiatrischen Praxis der Autorinnen © Kufner 79

Abbildung 31: GAS (eigenes praktisches Beispiel © Scholz-Schwärzler) 80

Abbildung 32: AG PEGS (eigenes Beispiel © Scholz-Schwärzler) 81

Abbildung 33: Geh nach vorn (eigenes Bildmaterial) 83

Abbildung 34: Gemeinsam (eigenes Bildmaterial, Kufner 2018) 87

Abbildung 35: Autonomie – Soziale Eingebundenheit – Kompetenz und entsprechende Fragestellungen an die Bezugspersonen (eigene Interpretation und Übersetzung nach Graham, Rodger, & Ziviani, 2015, S. 104) 96

Abbildung 36: Motivationskontinuum (eigene Fassung, © Kufner 2018) 98

Abbildung 37: Transformationales Lernen als Triple Loop nach Turner (2004, S. 2) (in eigener Interpretation) 104

Abbildung 38: Der Rubikon-Prozess (vgl. Storch & Riedener 2005, S. 59) 105

Abbildung 39: Geh nach vorn (eigenes Bildmaterial) 110

Abbildung 40: Stufen der Partizipation in der Gesundheitsförderung (Wright/Block/von Unger, in: Wright 2010, eigene adaptierte Version) 111

Abbildung 41: Die sechs Dimensionen der Betätigungspartizipation (nach de las Heras de Pablo, Fan & Kielhofner [posthum], 2017, S. 111; in eigener Übersetzung und Interpretation) 113

Abbildung 42: Lernbarrieren nach Scharmer 2009; 2015 (in eigener Fassung) 115

Abbildung 43: Zufriedenheit spiegelt sich im Gesicht dieses Kindes 120

Abbildung 44: Meine Sterne 121

Abbildung 45: Being Mensch © Kufner, 2018 134

Abbildung 46: Evolution of being © Kufner, 2018 137

Abbildung 47: Being begins © Kufner, 2018 138

Abbildung 48: Ohne Titel 139

Abbildung 49: Selbstaktualisierungsprozess (in eigener Interpretation © Scholz-Schwärzler, 2018) 140

Abbildung 50: Das Hausaufgabenmonster 143

Abbildung 51: Der aktive L. 144

Abbildung 52: Beziehung von Klient, TherapeutIn und Betätigung im ergotherapeutischen Kontext (eigene Adaption nach Taylor, 2008, S. 46) 146

Abbildung 53: Opa und Enkel im Garten – Rollenskripte entstehen © zinkevych – Fotolia.com 150

Abbildung 54: Just Bee 153

Abbildung 55: Storyteller (eigenes Bildmaterial aus dem EPIC Museum Dublin) 156

Abbildung 56: Lifestories 157

Abbildung 57: Es gibt immer einen roten Faden ... (eigenes Bildmaterial) 159

Abbildung 58: Weltmodelle (eigenes Bildmaterial) 161

Abbildung 58a: © Kamerajan – Fotolia.com 162

Abbildung 59: Evolution des Menschen © Kufner, 2018 164

Abbildung 60: Grüner Himmel (eigenes Bildmaterial) 167

Abbildung 61: Evolution des Menschen ... mit Herz © Kufner, 2018 168

Abbildung 62: Becoming author-artist ... (eigenes Bildmaterial aus dem EPIC Museum Dublin) 171

Abbildung 63: Translation © Kufner, 2018 172

Abbildung 64: ET COACH © Kufner, 2018 173

Abbildung 65: ET-COACH Pädiatrie © Kufner & Scholz-Schwärzler, 2018 173

Abbildung 66: Der Mensch in Interaktion mit und in seiner physischen, sozialen und Betätigungsumwelt in drei verschiedenen Kontexten (eigene Adaption nach Fisher, Parkinson, & Haglund, 2017, S. 94) 174

Abbildung 67: The Three Levels of Doing in Occupation (de las Heras de Pablo, Fan, Kielhofner [posthum], 2017, S. 107; in eigener Adaption) 175

Abbildung 68: MOHO Umwelten und Zieldimensionen 1 (eigenes Bildmaterial) 177

Abbildung 69: MOHO Umwelten und Zieldimensionen 2 (eigenes Bildmaterial) 177

Abbildung 70: MOHO Umwelten und Zieldimensionen 3 (eigenes Bildmaterial) 178

Abbildung 71: MOHO Umwelten und Zieldimensionen 4 (eigenes Bildmaterial) 178

Abbildung 72: MOHO Umwelten und Zieldimensionen 5 (eigenes Bildmaterial) 179

Abbildung 73: Vier Ebenen der Arzt-Patienten-Beziehung (eigene Zeichnung in Anlehnung an Scharmer, 2009) 180

Abbildung 74: Menschen (© Pavlo Vakhrushev – Fotolia.com) 182

Abbildung 75: Eingebundensein 185

Abbildung 76: The Occupational Therapy Model of Clinical Reasoning (nach Schell & Schell, 2018, S. 15; in eigener Adaption) 186

Abbildung 77: Töpfer 188

Abbildung 78: Gefäß 189

Abbildung 79: Feuerstelle (eigenes Bildmaterial) 190

Abbildung 80: Co-Creation © Kufner, 2018 191

Tabelle 1: Coaching Charakteristika nach Heinz, Deiterle, Mc Nulty, Pentland & Antolak, 2010, S. 249 (in eigener Übersetzung) 33

Tabelle 2: Enabling domains des OPC von Graham, Rodger & Ziviani, 2009 (in eigener Übersetzung) 39

Tabelle 3: Grafik zur gemeinsamen Betätigungsanalyse nach Graham et al., 2009 (in eigener Übersetzung und Adaption) 44

Tabelle 4: Beispiel zur CPA Collaborative Performance Analysis nach Graham et al., 2009 (in eigener Adaption) 88

Tabelle 5: Blankobeispiel zur CPA Collaborative Performance Analysis nach Graham et al., 2009 (in eigener Adaption) 90

Tabelle 6: (in Anlehnung an King & Ziviani, 2015) 98

Tabelle 7: Zielformulierung und STD Bezug (in eigener Adaption) 99

Tabelle 8: Eigene Leitfragen zur Partizipationsstufe Entscheidungsmacht 112

Tabelle 9: Eigene Erweiterung nach King & Ziviani, 2015, S. 70ff. 118

Tabelle 10: Vier evolutionäre Phasen des modernen Gesundheitssystems nach Scharmer, 2009, S. 221 (in eigener Adaption) 181

Raum für Notizen:

Raum für Notizen:

Neuerscheinung 2018

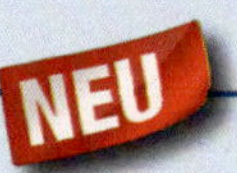

Theresia Friesinger

Mehr Empathie durch Selbstempathie

Der selbstempathische Ansatz in Bildungseinrichtungen im Kontext einer Inklusiven Kommunikation

Ausbildung für's Leben – so geht Veränderung!

„Uns fehlt Mitgefühl." Stimmen mit diesem Tenor – hier zum Beispiel des Psychoanalytikers Arno Gruen – werden zunehmend lauter, und die Sehnsucht nach sinnstiftenden Gemeinschaften, Anerkennung der eigenen und einzigartigen Person sowie ehrlichem Teamhandeln wächst immer stärker.

Doch was ist Empathie überhaupt, und wie funktionieren Empathie und Selbstempathie gleichzeitig? Kann ich Empathie und Selbstempathie lernen? Und bin ich im letzteren Fall dann etwa ein Egoist? Wie kann eine gesunde Selbstempathie dazu beitragen, dass pädagogische Fachkräfte noch einfühlsamer mit den ihnen anvertrauten Kindern umgehen, dass Teams untereinander konstruktiver und letztendlich eine ganze Gesellschaft empathischer wird?

Antworten aus dem wissenschaftlichen Kontext stellt die Autorin in diesem Buch vor und transformiert sie mit einer Fülle von wirkungsvollen Übungen und leicht umsetzbaren Anregungen einleuchtend in die Alltagspraxis.

Der selbstempathische Bildungsansatz ist ein auf wissenschaftlichen Erkenntnissen beruhendes Konzept mit individuellen Lösungen aus der Praxis für die Praxis. Angelehnt an die „Pädagogik der Achtung" von Janusz Korczak stellt Theresia Friesinger im Kontext der Inklusiven Kommunikation Resilienz- und Reframingmethoden vor, die einen ausbalancierten Mittelweg zwischen Empathie und Selbstempathie möglich machen. Trotzdem provoziert sie das Nachdenken darüber mit der polarisierenden Aussage „Ohne Selbstempathie keine Empathie und Demokratie". – Spannend, wertvoll und direkt im Alltag umsetzbar!

Friesingers sowohl individuell packende, als auch die zwischenmenschliche Kommunikation auf einen neuen Level führende Botschaft ist: Die Menschen werden im beruflichen und privaten Umfeld wieder zu Originalen - durch Herzens-Reflexion und gegenseitige Wertschätzung in einer von Empathie und Selbstempathie getragenen Kommunikation.

„Warum wird das, was Sie vermitteln, nicht schon in der Schule gelehrt?" Diese ihr immer wieder begegnende Frage bewegte die Autorin dazu, mit diesem Buch ihr umfangreiches, interdisziplinäres Wissen verfügbar und durch die fließende Verbindung mit ihrer reichen Praxiserfahrung wirkungsvoll für die pädagogische Praxis zugänglich zu machen.

Ein inhaltlich sowie optisch kluges, tiefsinniges und gleichermaßen praktisch kommunikatives Buch.

Über die Autorin

Theresia Friesinger engagiert sich seit vielen Jahren als Trainerin und Seminarleiterin und ist Inhaberin des 2011 gegründeten „Bildungsinstituts für Empathie" in Horb. Sie gilt im deutschsprachigen Raum als ausgewiesene Expertin im Themenkreis Empathie/Selbstempathie, Kommunikation und Führungskräfteentwicklung.

2018, 160 Seiten
zahlreiche farbige Abbildungen
Groß-Format DIN A4, Klappenbroschur
ISBN 978-3-8080-0827-0
Bestell-Nr. 1288
22,95 Euro

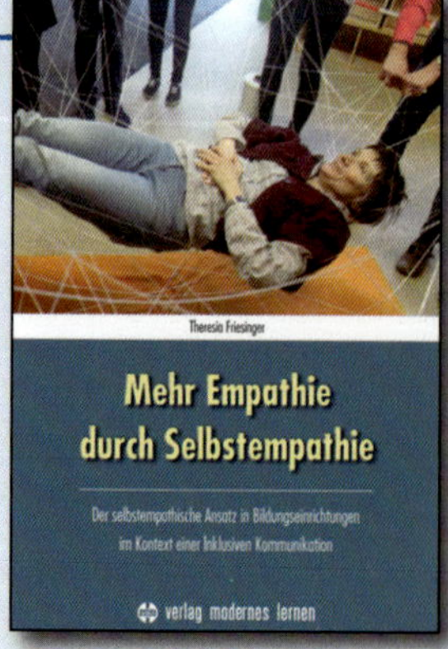

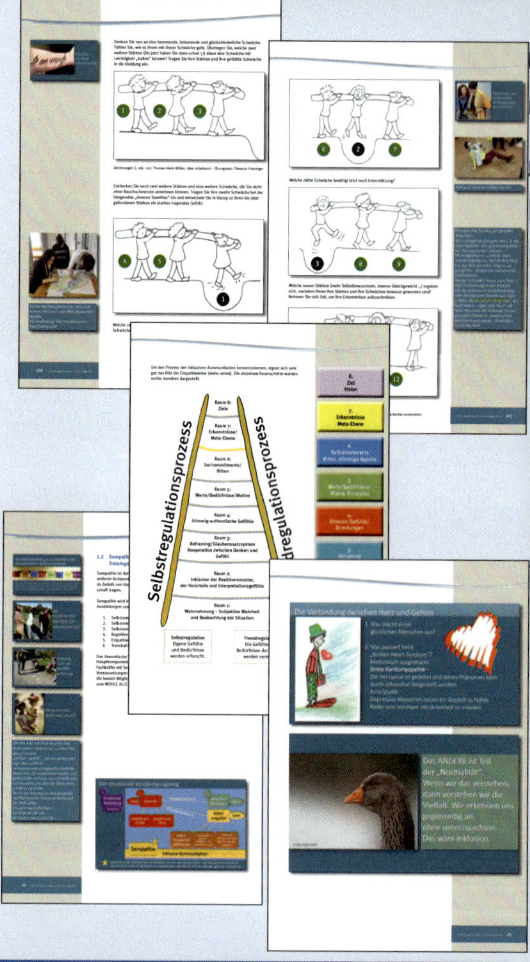

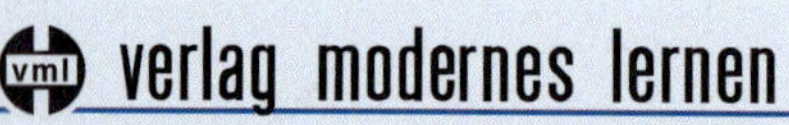

Schleefstraße 14, D-44287 Dortmund
Telefon 02 31 12 80 08, Fax 02 31 12 56 40
Gebührenfreie Bestell-Hotline: Telefon 08 00 77 22 345, Fax 08 00 77 22 344
Leseproben und Bestellen im Internet: www.verlag-modernes-lernen.de

Beziehung gemeinsam gestalten

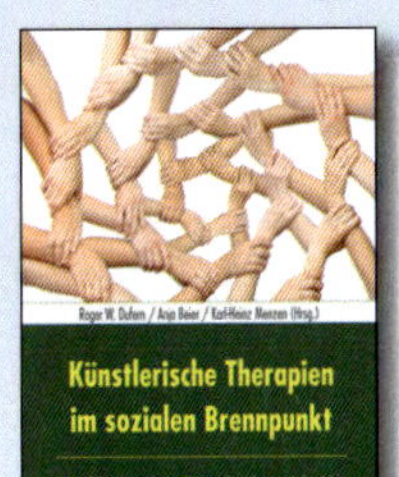

Roger W. Dufern / Anja Beier / Karl-Heinz Menzen (Hrsg.)

Künstlerische Therapien im sozialen Brennpunkt

Ein Leitfaden zur Institutionalisierung kunsttherapeutischer Arbeit

Dieses Buch fokussiert die Arbeit in den ambulanten Hilfe- und Betreuungszentren unserer Kommunen bei psychosozialen Konfliktlagen. Besonders die Arbeit mit Kindern und Jugendlichen, selbstverständlich begleitend die mit deren Eltern und anderen Bezugspersonen, steht hier auf dem Programm. Die Arbeit wird i.d.R. getragen und geleistet von HeilpädagogInnen und SozialarbeiterInnen im Auftrag der städtischen Jugend- und Sozialämter.

Das Buch zeigt exemplarisch, mit wem und wie in ambulanten Hilfe- und Betreuungszentren der Kommunen gearbeitet wird. Es zeigt, wie im Sand- und Rollenspiel, im sog. Jeux Dramatiques, im Puppenspiel und Familientheater, aber auch in den herkömmlichen bildnerischen Verfahren des Zeichnens, Malens und Plastizierens die Nöte der Heranwachsenden zum Ausdruck kommen.

Es berichtet auch über die Rahmenbedingungen dieser Arbeit und wie solche Zentren aufgebaut, organisiert und finanziell gesichert werden können.

2014, 224 S., Format 16x23cm, br

ISBN 978-3-8080-0724-2 | Bestell-Nr. 1251 | 16,95 Euro

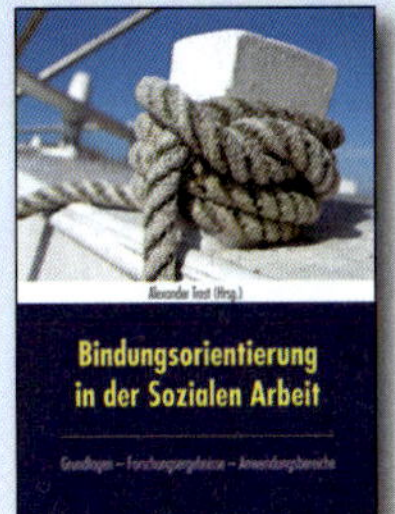

Alexander Trost (Hrsg.)

Bindungsorientierung in der Sozialen Arbeit

Grundlagen – Forschungsergebnisse – Anwendungsbereiche

Die Klientel der Klinischen Sozialen Arbeit deckt sich weitgehend mit der Gruppe der bindungsgestört-desorganisiert gebundenen Menschen. Von Kindheit an leben sie mit einem erhöhten Risiko des Scheiterns. In der stationären Jugendhilfe finden wir kaum sicher gebundene Kinder und Jugendliche. Viele wurden früh und chronisch traumatisiert. Auch in der Psychiatrie, der Suchthilfe, der Arbeit mit Flüchtlingen, Obdachlosen und straffällig gewordenen Menschen finden sich große Anteile hochunsicher gebundener Menschen. Gleichwohl hat die Soziale Arbeit das Bindungswissen noch nicht für sich entdeckt. Weder bei der psychosozialen Diagnostik, noch in der Alltagspraxis finden sich explizit auf bindungstheoretische Erkenntnisse gestützte Konzepte.

Mit Beiträgen von: Matthias Berg, Anne Bochynek, Karl-Heinz Brisch, Jessica Carlitschek, Klaus Esser, Christina Frank, Silke Birgitta Gahleitner, Wassili Hinüber, Johannes Jungbauer, Rüdiger Kißgen, Ann-Kathrin Knüver, Paul Krappmann, Diana Kreutz, Ute Antonia Lammel, Liz Möller, Roland Schleiffer, Kerstin Stich, Joachim Söder, Sabine Trautmann-Voigt, Alexander Trost, Stephanie Weisleder!

2014, 272 S., Format 16x23cm, br

ISBN 978-3-86145-342-0 | Bestell-Nr. 8209 | 19,95 Euro

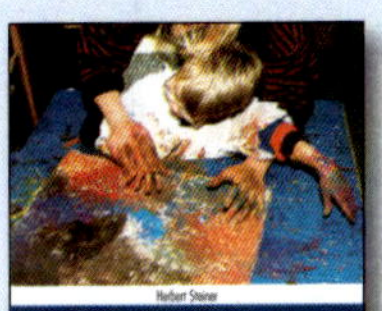

Herbert Steiner

Gemeinsam gestalten

Arbeitsbuch zur inklusiven Kreativitätsförderung

Dies ist ein praxisnahes Arbeitsmittel, das sich grundlegend mit den Techniken der Gestaltung mit Farbe und Material auseinandersetzt. Dies geschieht auf dem Hintergrund der sich immer weiter ausweitenden Inklusionsbemühungen in Kindergarten und Schule. Aus der Erfahrung heraus, dass für körper- und mehrfachbehinderte Kinder und Jugendliche kaum brauchbare Anleitungen zum gestalterischen Arbeiten vorliegen, widmet der Autor gerade diesem Bereich besondere Aufmerksamkeit und stimmt die beschriebenen gestalterischen Anregungen auf diesen Personenkreis und ihre besonderen Bedürfnisse ab. Das Buch wendet sich klar und anschaulich an alle, die mit behinderten und nichtbehinderten Kindern und Jugendlichen arbeiten: als Betreuer, Erzieher, Therapeuten, Lehrer und Eltern. Es will nicht nur pädagogisch-therapeutische Anstöße geben, sondern über seine Angebote auch die Umwelt inklusiv erfassen.

Mit dieser durchgesehenen Auflage ist das erfolgreiche Praxisbuch endlich wieder verfügbar.

5., verb. Aufl. 2014, 224 S., 8 Farbabb., 125 s/w Abb. und Anleitungen, Format 16x23cm, Klappenbroschur

ISBN 978-3-86145-343-7 | Bestell-Nr. 8600 | 19,95 Euro

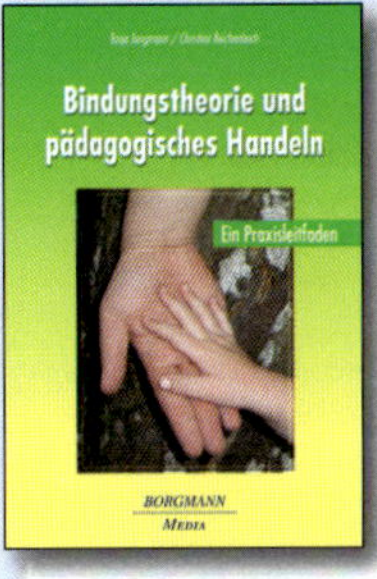

Tanja Jungmann / Christina Reichenbach

Bindungstheorie und pädagogisches Handeln

Ein Praxisleitfaden

Pädagogischen Fachkräften ist die Bedeutung von Bindung und Beziehung in Förderkontexten hinreichend bekannt: Beziehungsgestaltung ist der Schlüssel zum Fördererfolg!

Eine wesentliche Grundlage der Auseinandersetzung mit beziehungsorientierter Förderung ist die Bindungstheorie. Übertragen auf pädagogische Kontexte kann die Beziehung zur pädagogischen Fachkraft als wichtiger Schutzfaktor und Ressource betrachtet werden.

Dieses Buch legt dar, welche Bedeutung gelungene im Vergleich zu misslungener Beziehungserfahrung für die kindliche Entwicklung in verschiedenen Förderkontexten, wie den Frühen Hilfen, der Frühförderung, der Tagesbetreuung in Krippen und Kindergärten sowie der Schule hat.

Dies wird anhand von Fallbeispielen verdeutlicht. Ideen für die Beziehungsgestaltung in pädagogischen Kontexten werden abgeleitet und Anregungen für die Reflexion der eigenen Beziehungsgestaltung zum Kind in der pädagogischen Arbeit gegeben.

4., verbesserte und erweiterte Aufl. 2016, 1926 S., SW-Fotos, Format 16x23cm, br

ISBN 978-3-942976-20-6 | Bestell-Nr. 9406 | 19,95 Euro

verlag modernes lernen

Schleefstraße 14, D-44287 Dortmund
Telefon 02 31 12 80 08, Fax 02 31 12 56 40
Gebührenfreie Bestell-Hotline: Telefon 08 00 77 22 345, Fax 08 00 77 22 344
Leseproben und Bestellen im Internet: www.verlag-modernes-lernen.de

Lösungen erfinden ...

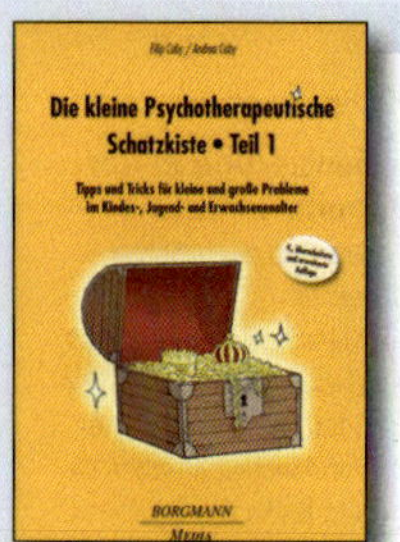

BEST SELLER

Filip Caby / Andrea Caby

Die kleine Psychotherapeutische Schatzkiste • Teil 1

Tipps und Tricks für kleine und große Probleme vom Kindes-, Jugend- und Erwachsenenalter

„Das handliche Buch ist hervorragend geeignet, immer wieder eine einzelne Intervention herauszugreifen, sich mit ihr zu beschäftigen und zu üben. Dabei erheben die Cabys getreu dem systemisch-lösungsorientierten Ansatz keineswegs den Anspruch, das allein selig machende Rezept erfunden zu haben. Sie sprechen freundliche Einladungen aus, was daraus wird, bleibt jedem selbst überlassen. Wahre Kompetenz lässt sich nicht verbergen. Deshalb mein Tipp: Greifen Sie zu, lassen Sie die exzellenten Anregungen wirken und probieren Sie aus, was Ihnen schmeckt. Finden Sie ganz im Sinne Milton Ericksons die Lösungen, von denen Sie NOCH nicht wissen, dass Sie sie kennen!" Monika Bohn, Oberursel

„Meines Erachtens darf dieses kompakte Sammelsurium 'spannender und aufregender' Interventionen in keinem Bücherregal eines Praktikers fehlen. Insgesamt kann ich konstatieren, dass das Buch 'up-to-date' ist auf dem systemischen Büchermarkt." Dennis Bohlken, systemagazin.

4., überarb. und erw. Auflage 2017, 224 S., Format 16x23cm, Ringbindung | **ISBN 978-3-942976-18-3 | Bestell-Nr. 9403 | 19,95 Euro**

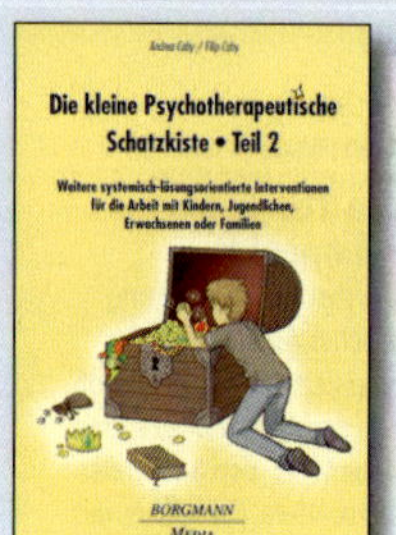

Andrea Caby / Filip Caby

Die kleine Psychotherapeutische Schatzkiste • Teil 2

BEST SELLER

Weitere systemisch-lösungsorientierte Interventionen für die Arbeit mit Kindern, Jugendlichen, Erwachsenen oder Familien

Das bietet die zweite Schatzkiste: • Neue Interventionen • Neue Indikationen • Erweiterung der Topics aus Band 1 • Noch mehr Beispiele! Die Arbeit mit Kindern, Jugendlichen, Erwachsenen, Familien oder Gruppen fordert den Therapeuten, Psychologen, Arzt, Pädagogen oder Berater immer wieder aufs Neue heraus … Für jede noch so ungewöhnliche Herausforderung eine Idee zu haben, kreativ und flexibel reagieren zu können und dabei möglichst lösungsorientiert zu sein, ist nicht immer einfach. Aber es kann durchaus leichter werden, wenn erprobte Interventionen, besondere Fragen oder „verstörende" Kommentare griffbereit sind. Dies ist auch das Anliegen der Autoren in diesem zweiten Band – einer Übersicht über weitere originelle Ideen und Handlungsmöglichkeiten im beratenden oder therapeutischen Alltag. Mit etwas Phantasie, wohl platzierten Worten, einer Portion Humor, gewohnten Dingen oder unerwarteten Aktionen kann ein Gespräch plötzlich eine andere Wendung bekommen, eine Perspektive entstehen oder der Klient bzw. Patient erneut zum Nachdenken angeregt werden.

3., durchges. Auflage 2017, 256 S., farbige Abb., 16x23cm, Ringbindung | **ISBN 978-3-942976-23-7 | Bestell-Nr. 9423 | 19,95 Euro**

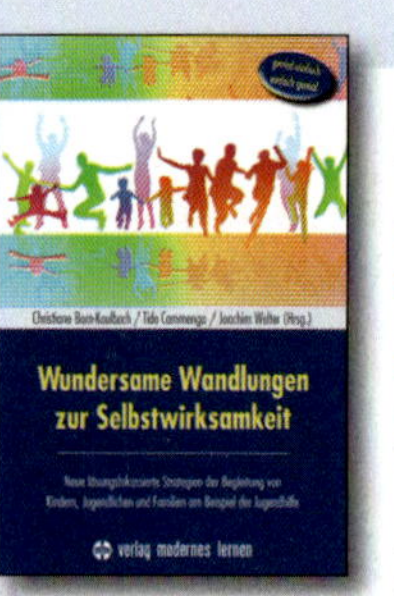

Christiane Born-Kaulbach / Tido Cammenga / Joachim Welter (Hrsg.)

Wundersame Wandlungen zur Selbstwirksamkeit

Neue lösungsfokussierte Strategien der Begleitung von Kindern, Jugendlichen und Familien am Beispiel der Jugendhilfe – genial einfach – einfach genial

„Ob Sie im Bereich der Jugendhilfe, des Jugendamtes, von Beratungsstellen, Kinder- und Jugendpsychiatrien, Einrichtungen für Menschen mit körperlichen und/ oder geistigen Einschränkungen oder auch in der Schule arbeiten, in diesem Buch werden Sie Anregungen finden, mit deren Hilfe Sie Bewährtes festigen und Neues erkunden und ausbauen können. Drei Einrichtungen unterschiedlicher Größe öffnen ihre Schatzkisten, um Sie zu ermutigen, sich davon anregen zu lassen und eigene Wege zu entwickeln. Hier werden lösungsfokussierte Verfahrensweisen und Methoden mit vielen Praxisbeispielen und Erläuterungen vorgestellt, die auf über 20 Jahren Erfahrung, Auswertung und Entwicklung beruhen. Die Verfahrensweisen ermöglichen es Ihnen, die Qualität Ihrer Kern-Arbeitsabläufe an den Schaltstellen der modernen Wirkungs- und Resilienzforschung auszubauen." Schweizerische Zeitschrift für Heilpädagogik

„Ein spannendes, kompaktes und optimistisches Buch, das den Blick auf schwierige Kinder und Jugendliche und den Blick auf die Möglichkeiten der Heimerziehung verändern und revolutionieren kann." Prof. Dr. Lilo Schmitz, socialnet.de

2016, 400 S., farbige Abb., Format 16x23cm, fester Einband

ISBN 978-3-8080-0768-6 | Bestell-Nr. 4357 | 26,95 Euro

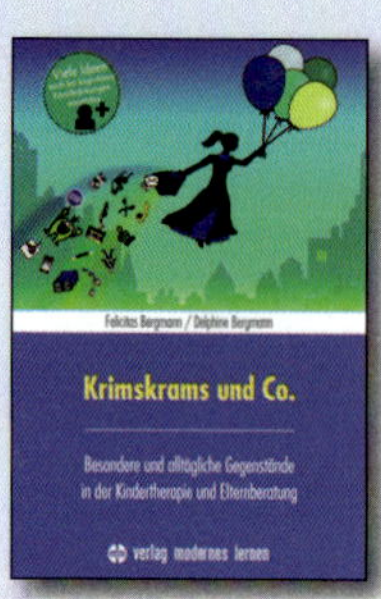

Felicitas Bergmann / Delphine Bergmann

BEST SELLER

Krimskrams und Co.

Besondere und alltägliche Gegenstände in der Kindertherapie und Elternberatung

Wer „Schatzkisten" hat braucht auch „Krimskrams" ...

„Beide Autorinnen wenden sich aus der Praxisperspektive an die Leserschaft. Man erkennt es bereits beim Querlesen an dem Ideenreichtum und der eingängigen Struktur. Der Aufbau des Nachschlagewerkes ist selbsterklärend und einfach. ...Als angehende Verhaltenstherapeutin für Kinder- und Jugendlichenpsychotherapie möchte ich dieses Buch als sehr geeignet für den Praxisalltag bewerten. Es ist ein übersichtlicher Helfer bei schnellen Planungsabläufen im Therapiealltag für einen vergleichsweise geringen Anschaffungspreis.

Besonders wertvoll empfinde ich die Beispiele für die Psychoedukation zu verschiedenen Störungsbildern. Zudem regt das Buch dazu an, beschriebene Interventionen kreativ zu erweitern und eigene Methoden zu kombinieren. ... Insgesamt empfehle ich dieses Buch als bereichernde Grundausstattung für jede Kindertherapiepraxis." Yvonne Schulte, Verhaltenstherapie mit Kindern und Jugendlichen – Zeitschrift für die psychosoziale Praxis

2017, 256 S., Format 16x23cm, Klappenbroschur, Alter: ab 5

ISBN 978-3-8080-0791-4 | Bestell-Nr. 4361 | 19,95 Euro

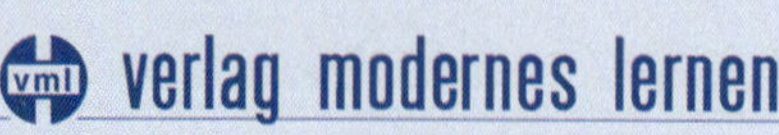

Schleefstraße 14, D-44287 Dortmund
Telefon 02 31 12 80 08, Fax 02 31 12 56 40
Gebührenfreie Bestell-Hotline: Telefon 08 00 77 22 345, Fax 08 00 77 22 344
Leseproben und Bestellen im Internet: www.verlag-modernes-lernen.de